赵明锐 著

赵树胆 整理

U0302332

经方发挥

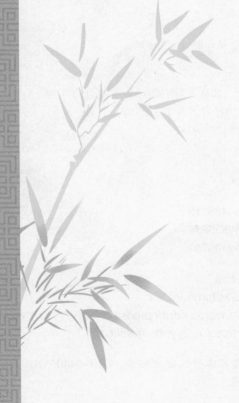

全国百佳图书出版单位

中国中医药出版社

·北京·

图书在版编目（CIP）数据

经方发挥 / 赵明锐著；赵树胆整理. -- 北京 ： 中国中医药出版社，2025.3.（2025.5 重印）
ISBN 978-7-5132-9347-1

Ⅰ．R289.2

中国国家版本馆 CIP 数据核字第 20259QE945 号

中国中医药出版社出版

北京经济技术开发区科创十三街 31 号院二区 8 号楼
邮政编码　100176
传真　010-64405721
廊坊市祥丰印刷有限公司印刷
各地新华书店经销

开本 880×1230　1/32　印张 8　彩插 0.25　字数 152 千字
2025 年 3 月第 1 版　2025 年 5 月第 3 次印刷
书号　ISBN 978 – 7 – 5132 – 9347 – 1

定价　39.00 元
网址　www.cptcm.com

服 务 热 线　010-64405510
购 书 热 线　010-89535836
维 权 打 假　010-64405753

微信服务号　zgzyycbs
微商城网址　https://kdt.im/LIdUGr
官 方 微 博　http://e.weibo.com/cptcm
天猫旗舰店网址　https://zgzyycbs.tmall.com

如有印装质量问题请与本社出版部联系（010-64405510）

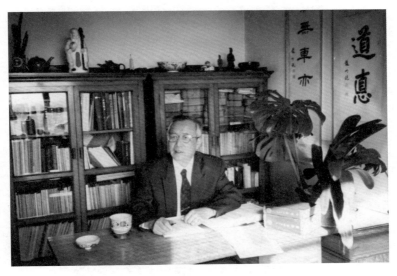

著者照

徐子曰仲尼亟稱於水曰水哉何取於水
也孟子曰源泉混混不舍晝夜盈科而後
進放乎四海有本者如是是之取爾苟爲
無本七八月之間雨集溝澮皆盈其涸也
可立而待也故聲聞過情君子耻之

趙明鋭

著者书法作品

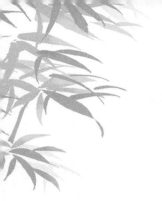

黄　序

　　"经方"是中医经典方的简称，主要是《伤寒论》《金匮要略》中的经典方。由于经方的规范性强，学习和研究经方成为中医临床人才培养过程中必不可少的内容。但是，由于《伤寒论》《金匮要略》中关于经方应用的文字古朴简约，会给初学者带来一些理解上的障碍。于是，历史上许多医家都会整理和总结自己的案例，为后学安全有效使用经方提供指导和参考。经方医案成为学习应用经方必读的书籍。赵明锐先生所著的《经方发挥》就是一本读得懂、用得上的经方医案。

　　细化方证是本书的第一个特点。这种细化，有对主治病证的拓展与延伸，有对用方指征的客观化描述，也有对类同经方方证的比较鉴别。例如，桃核承气汤用于治疗皮肤病和胬肉攀睛、肩周炎，小柴胡汤用于治疗斜视、复视等眼病……可谓别开生面。再如，大黄附子汤治疗胁下痛的三条标准，对黄连阿胶汤治疗心中烦3个案例的形象描述，栀子豉汤与黄连阿胶汤特征的比较……使模糊的方证顿时清晰起来。另外，本书的案例常有场景化描述，读案犹如跟诊，经典原文瞬间变得灵动而形象。

紧贴临床是本书的第二个特点。关于经方的用药、加减、剂型、服法等，都是临床经验的结晶，本书作者也倾囊相授。如黄土汤将黄土捣碎开水冲泡，不待澄清时取水煎药的用法；苦酒汤半夏水煎、米醋蛋清后入搅拌的用法；当归芍药散、桂枝茯苓丸相合而用；桂枝芍药知母汤改汤为散；对侯氏黑散原方药物比例的强调……书中诸多经验，都来自作者多年的临床经验，值得借鉴。

案论结合是本书的第三个特点。本书往往先论方，介绍经典原文及后世应用，是常规，是基础；后介绍作者的经治案例，是变化，是发挥；最后是作者对此方应用注意点的重申，是提要，是参考。细读此书，如同聆听前辈面授，似与名家对晤一堂，何快如之！

这些年，经方医学以其安全、有效、规范、经济等诸多优势，受到广大临床医生的青睐。学好经方成为许多年轻医生的渴求。根据我的教学经验，在熟读经典、勤于临床的前提下，多读经方医案是一条捷径。《经方发挥》中的许多案例朴实无华，经验真实可靠，我常用于经方教学。值此再版之际，乐为之序。

南京中医药大学教授　黄　煌

2024年6月23日

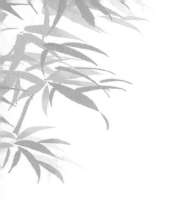

重版序

"经方"之谓，古今相沿，所指则异。今所谓经方者，多指仲景《伤寒杂病论》方，若曹颖甫之《经方实验录》、赵明锐之《经方发挥》亦是。

赵明锐先生，山西人。研究仲景学，善用仲景方，所著《经方发挥》，吾甚喜爱，早年我协助老师修订《伤寒论译释》时曾读之，并有所征引，今再读之，感受颇深。

《经方发挥》涉及《伤寒杂病论》方40首，用于治疗百余种病证，举医案131例，虽仅10余万字，但内容却很丰富，读之则有令人别开生面之感，真可谓发挥多多。

《经方发挥》在笔法上采用"从源到流"，从而给人以"温故知新"之感。对所用经方"溯方源，析方义，论功效，谈应用，举验案"，对所涉病证"溯病源，析病机，议辨证，谈治法"，引经据典，层层深入，丝丝入扣。而每一案例后的"按"，则起到了"画龙点睛"之效，使人知其所以然。

《经方发挥》重在"发挥"。一是发挥经方的应用，拓宽了经方的应用范围，如对桃核承气汤的应用，赵氏认为，"本方最基本的作用是以驱逐瘀血为主，兼攻邪热，因而可以治疗由瘀血阻滞造成的多种疾病，适用于实证、热证、阳证"。所以他将此方用于治疗因瘀血阻滞所致之肩痛、酒渣鼻、顽癣、瘾疹、胬肉攀睛、血淋、经期发狂等多种病证，取得了满意效果。再如黄土汤的应用中，对灶心土的处理上，并不入煎，而是"灶心土半斤捣碎，用开水冲起搅拌后，待粗土沉底而细末未澄清时，急取其水煎药，如澄为清水就无用了"。这是其临床运用之心得，更是对"黄土"应用的发挥。又如对苦酒汤的应用，仲景之法颇难操作，我曾多次"按图索骥"而失败，赵氏则认为"这种制法很可能是相传讹错"，而对其制法加以改进，方法简便易行，我在临床上对苦酒汤的应用，即受赵氏之法的启迪，并在教学中推广。通过赵氏的发挥，其无论在应用范围上，还是在药物的制剂上，都更贴近临床而便于操作。

二是善于变通，既言其常，更言其变。如对桃核承气汤的应用，既言"适用于实证、热证、阳证"，这是其常，而对于寒证，赵氏则谓："证属寒凝血瘀者，也并非绝对不可服用本方，而是应当慎用。根据笔者多年来的经验，可加大桂枝量，或酌加一些温补之品，制为散剂或丸剂，缓缓服用，也同样能收到预期的效果，在服药过程中也未发现任何不良反应，除体质过分衰弱者外"。这是其变。再如其在对慢性病的治疗中，多改汤剂为丸剂、散剂，便于患者长期服用。

吾师陈亦人曾说："实践是检验真理的标准。联系临床实际，不仅能验证方剂的效果优劣，而且能加深对配伍意义的理解，有助于解决一些疑难、争议问题。"《经方发挥》中所载之案，也为我们提供了这方面的帮助。如桂枝新加汤证，有些人认为是桂枝汤证的兼证，故将其列入太阳病中风兼证中讨论。我们则认为是变证，是发汗后之证。赵氏医案证实了我们的观点，谓"因为有外感表证用发汗药发汗过多，损伤了卫阳和营阴，使经脉和肌肉得不到足够的气血温煦和濡养而引起身体疼痛"，并谓"结合临床实践，其应用范围不仅如此，还可以治疗由于气血不足引起的多种证候"。又如对于阳明三急下中用大承气汤的标准，赵氏用大承气汤治疗"目中不了了"，并不以肠腑燥结为指征，而重在"热邪盛于内，灼热伤津，津枯不能上注于目"，谓"用大承气汤急下之，邪热去而津液复则愈"。此与吴又可"承气非专为结粪而设"的认识是一致的。

《经方发挥》自1982年出版以来，先后重印3次，除中文版外，还有日文版，深受读者喜爱，其医案亦被广为引用。此次人民卫生出版社决定再版，这无疑是广大读者的福音。赵明锐先生之子赵树胆先生邀余为之作序，明锐先生是吾之前辈，吾师只长先生一岁，后学谨以读后之感一二付之，以飨读者。

南京中医药大学教授　顾武军

二〇〇九年夏于金陵杏聚村

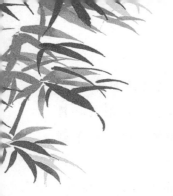

日文版序

　　《汉方之临床》是我所喜爱阅读的刊物之一。《汉方之临床》从第三十八卷第一号（平成三年一月）（1991年1月）至第三十九卷第四号（平成四年四月）（1992年4月）陆续刊载了赵明锐先生的五篇病例报告，都是《伤寒论》《金匮要略》中日本人非常熟悉的方剂。我想如能将这些文章认真阅读，并用之于日常诊断，将会大有裨益。还有一件让笔者很感兴趣的事是著者是山西人，从北京乘一小时的飞机就可到达山西省的省会太原。笔者曾于昭和六十二年（1987年）和平成四年（1992年）两度访问该省并做过讲演，是很熟悉的地方。笔者由于平素繁忙，这件事本来是已经淡忘了的，但是这次接绿书房之约，要笔者为赵明锐先生之著书作序，于是又勾起了以前的这些记忆。

　　著书的内容包括《汉方之临床》所载文章在内的《伤寒论》《金匮要略》的40首方剂。译者是先生之子赵树胆。笔者于是索来正在校正之原稿阅读，其中尽管包含有侯氏黑散、鳖甲煎丸、薯蓣丸、十枣汤等在日本几乎不用的方剂，但大多是经常使用的方剂及其加减方剂。这对日本的汉方临床医师来说都是很有参考价值的。特别是其方剂加减之妙令人赞叹不已。如能将这些活用到日常之临床治疗上将会受益匪浅的。

例如，著者用小柴胡汤加当归、川芎治疗心脏病、月经痛，更加白芷治疗头痛，这对于学习通过加减方剂看一个方剂能用到多么广的范围会有很大的参考价值。五苓散也一样，著者在此方中加入薏苡仁、木通治疗腹胀满，更加入腹皮治疗肾病综合征，这对学习方剂的加减也是很有参考价值的。另外，当归芍药散与桂枝茯苓丸在日本很多场合是根据证来分别使用的，而著者通过举例强调二者之合方在很多场合能收到更好的疗效，这也很值得参考。而且，在日本不怎么用的方剂中也有不少是有很高使用价值的，如黄土汤治疗虚寒型出血可以说是第一选择。苦酒汤（也叫半夏苦酒汤）可能是因为不好制作吧，在日本使用不多，但对嘶哑发不出声的病证是很值得尝试的。

著者生于1925年，现在70岁，山西汾阳人，是一位老中医。除在汾阳医院、山西省中医学校附属医院从事临床工作外，还在山西医学院中医大学班（当时山西中医学院尚未成立）及山西职工医学院讲授《伤寒论》《金匮要略》。先生于1982年将其成果著书出版，书名为《经方发挥》。其内容有不少被全国中医大学通用教材所采用。这是此次在日本出版之书的原著。

　　译者赵树胆，十年前来日本，现任横滨国立大学客员讲师。他日文水平极高，几与日本人无异，说其译文是出自日本人之手也不会有人怀疑的。笔者与译者虽只见过一面，但可以看出其人品端正。著者曾经来过日本，遗憾的是在笔者与译者见面前不久已经回国，所以未能见得一面。

　　但愿读者能够领会这里所讲述《伤寒论》《金匮要略》的40首方剂加减之妙，并能用诸临床，这是著者在日本出版此书所期待的。笔者认为本书是有如此价值的。

東洋医学国际研究财团会长
日本东洋医学会名誉会员
桑木崇秀
平成八年六月（1996年6月）

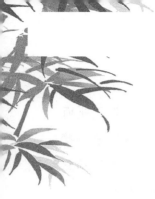

初版序

　　余友赵明锐先生，出身贫寒，童年备尝艰辛。然而，他学习非常勤奋，对中医学的学用，尤求其精。其造诣之深邃，医术之高明，在吕梁、晋中久负盛名。

　　赵明锐先生临床疗效之高自不待说，而且其对古代医学大师张仲景方剂的发掘颇具独到之处。

　　早年，先生将自己学习仲景方剂的独得之见陆续发表于《上海中医药杂志》等刊物，一时博得好评。近年，先生在繁忙诊务之余，勤于教学，传授中医学，并将自己的学习心得和临床经验汇集成书。书成之后以初稿示余，并嘱为之作序。余自幼学习西医，对中医学很少涉猎，对中药只略知一二。故虽欣然遵嘱，但自知力不从心，恐写不出本书的真谛，只为引玉之砖。

　　此书系赵明锐先生运用经方治疗各种病证近30年的临床经验汇集。所选方剂和治疗病证皆经反复实践，取其临床疗效卓著者方才编入。经方的特点之一是药物配伍少而精，服用中可免刺激胃；特点之二是疗效高，疗程短，避免慢性病变和后遗症；特点之三是药源丰富，可就地取材。故可大大减少患者的经济负担。

由于赵先生刻苦钻研，胜不骄，败不馁，"学于此而不囿于此，师于古而又不泥于古"，更具有不懈探索的精神，在长期实践中，积累了丰富的治疗经验。诸如对急性传染性肝炎确有缩短疗程之效；对慢性肝炎立方用药具有防止肝硬化之作用；早期肝硬化患者，治愈者也不乏其例。又如用桃核承气汤治疗非真菌性皮炎和顽癣，用小柴胡汤加减治疗冠状动脉痉挛性心绞痛和缓解冠心病症状，用侯氏黑散治疗高血压等，均获较佳疗效。

总之，这是一本好书。它在《伤寒论》和《金匮要略》方剂的基础上，进行了创造性发挥，扩大了治疗范围，而且在临床中得到了反复验证。

本书是理论联系实际的经验总结，论证准确，逻辑严密，药病相投，深中肯綮，不骛虚夸，专求实效，可供中医临床工作者、西医学中医者及中医院校师生借鉴，并可为研究经方者之助。

加拿大多伦多医学院医学博士

山西省汾阳显卿王清贵谨识

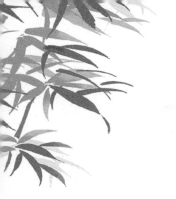

目　录

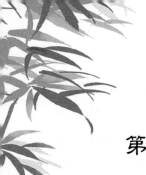

第一章　桃核承气汤

本方为张仲景所创重点方剂之一，不论是在临床上运用之广泛，还是疗效之可靠，往往出人意料，多少年来脍炙人口。原方由桃仁、大黄、桂枝、芒硝和甘草组成。方中桃仁能破血、活血、行瘀血，治由血脉阻滞引起的疼痛，并能除蓄血、解凝，消散因击仆损伤造成的蓄血、积血，疏肤腠之瘀血，散肝经之血结。据《中药大辞典》载，本药有抗凝的作用，以及较弱的溶血作用，故作为方中的主药。大黄同样有破积滞、行瘀血的作用，能推陈致新，并能通利宣散一切气滞，也就是说，能调血脉，利关节，疏导诸壅滞。据《本草纲目》载"病在五经血分者宜用之"。桃仁与大黄相伍，对于活血逐瘀的作用，确是珠联璧合，相得益彰。发汗解肌是桂枝的主要作用，但在本方中却用以温经通络，宣阳行气，血得热则行，遇寒则凝，所以凡化瘀活血剂中，温经通阳的药物必不可少。软坚、化积、消痈肿是芒硝的专长，《药性论》载其"能消散恶血"。甘草除有和中缓急止痛的作用外，《名医别录》载其还有通经脉、利气血的作用。以上五味药组成了破血逐瘀、温通经络的桃核承气汤。本方在《伤寒论》中用以治疗太阳病经证不解，病邪随经侵入太阳之腑，且其人平素少腹积有瘀血，今又热结于下焦与瘀血相搏，因而产生少腹硬满、如狂、发狂的蓄血证。关于蓄血证的"血"，究竟"蓄"在哪里？历代医家意见颇不一致，归纳下来有以下诸说：少腹部位、下焦少腹、下焦血分、小肠和膀胱。这些说法都是受"太阳经"和"膀胱"的约束，与临床实际不符。蓄血证在临床上并非罕见，其蓄血的部位在大肠，用桃核承气汤治疗能应手取效。

本方最基本的作用是驱逐瘀血，兼攻邪热，因而可以治疗由瘀血阻滞造成的多种疾患，适用于实证、热证、阳证。如属虚寒证，或邪实正衰，以及陈旧性的瘀血疾患，则应慎用，不可妄投。因本方属攻伐之剂，对体质过于虚弱的患者难免有虚虚之弊。桃核承气汤究竟可以治疗哪些病证，参阅历代医家运用本方的治疗情况，大致可归纳为以下4个方面。

1.因下焦蓄血而致腹痛，并上扰神明所引起的如狂、发狂病证。

2.因瘀血阻滞而致血溢脉外，引起的吐血、衄血，以及妇女的崩漏等病证。

3.妇女因瘀血引起的痛经等病证。

4.产后恶露不下，腹痛喘息欲死，或腹中疼痛、胎死腹中。

如上所述，本方在治疗瘀血、出血的病证方面运用甚为广泛，但是根据笔者多年来的临床经验，它的作用不仅如此，还可治疗其他多种疾病。分述如下。

第一节　肩　痛

肩痛，即肩关节痛，又名"肩不举"，《灵枢·经筋》也名"肩背痛"。《素问·脏气法时论》对病因的论述偏重于风、寒、湿等邪气。据《针灸甲乙经》载：肩痛偏后，常与背痛并见，治宜祛风化湿……肩痛偏前，痛连手臂，治宜祛风清热。又认为该病多因风、湿、热等邪所致。

肩关节痛，劳动人民患此证者甚多，虽为小疾，但是经年累月不愈，甚为痛苦。笔者早年开始临床工作时，对此病一直是遵循古人的一般法则治疗，对少部分患者间有获效者，但大部分效果总是不十分明显。因此证多见于50岁左右的患者，青壮年患此病者甚少，故日本学者有"五十肩"之称。本病除因风寒湿热之邪侵入外，尚有因强力负重，用力失当，跌仆损伤，造成血脉破损，血溢于脉外，沉着于肌肉之间，即为离经之血、死血、瘀血阻滞经络所致。如《灵枢·贼风》中所载："若有所坠堕，恶血在内而不去……血气凝结。"如不能即时活化，必然阻遏血脉的正常运行，即"痛者不通，通者不痛"，于是发生肩关节疼痛。症见肩关节或肘关节疼痛难举，屈伸不便，或痛如针刺，或日轻夜重，或麻木憋胀。以后一直在通经祛瘀方中寻求，由瘀血阻滞造成之肩关节痛，瘀必化热，桃核承气汤既能化瘀导滞通络，又能攻邪热，所以用之效果非常理想。于是以后凡遇此病，即以此方投之，大部分患者在短时间内能够治愈。疗效既速，药价又廉，应当广泛运用。

【医案】

王某，男，年过50岁，赶马车农民。右肩部疼痛已20多个月，而且越来越重，诱因不明。经过服中西药、针灸、拔罐、按摩等治疗，毫无效验。现症是右肩关节疼痛难举，前后、左右屈伸痛甚，局部无红肿。予桃核承气汤加当归、川芎、牡丹皮，制为散剂，日服12g。3天后右上肢全部肿胀，疼痛更甚。又继服2天，大便变稀，日3～4次，局部肿胀消退，疼痛也随之减轻。服10天后，疼痛已减去大半，共服药3周痊愈。

第二节　酒渣鼻

酒渣鼻，古名鼻赤，又名肺风、赤鼻、鼻准红、鼻齇。《素问·热论》曰："脾热病者，鼻先赤。"虽为小疾，也不影响健康，但缠绵不愈，殊失雅观。病因一般由脾胃湿热上熏于肺所致，治宜清热、散结、凉血。《医宗金鉴》载内服凉血四物汤，外搽颠倒散。经临床实践有一定疗效。

另外还有一种因瘀血、热邪郁于经脉，循经上冲面部所造成的酒渣鼻，临床颇为多见。这种证候多见于青壮年女性患者，症状的特点是凡月经来之前较严重，月经过后就自然好转。仲景用桃核承气汤治下焦蓄血，此证也多由于下焦瘀血导致，故用本方解郁活血，使瘀血热邪不致上冲，此即治本之法。

【医案】

刘某，女，24岁，未婚。鼻尖部及口周布满鲜红皮疹3年余。每逢月经前加重，经后逐渐好转，夏季加重，冬天较轻，并伴有行经时腹痛、头晕，余无异常。曾外搽、内服各种药物无效，颇为此苦恼。投以桃核承气汤加当归、川芎，共服一个半月，诸症痊愈。随访1年未见复发。

第三节 顽 癣

"顽癣"之病名，见于《外科正宗》。《医宗金鉴》对"干癣""风癣""牛皮癣""松皮癣"的描述与本病的临床所见相似。在发病机制方面，多认为是风、湿、热、虫四者与气血相搏为患。发无定处，初见皮肤发痒，后起淡褐色粟米样丘疹，病损逐渐扩大，互相融合，形成肥厚皮损，瘙痒明显，经久不愈，反复发作，痛苦难忍。目前国内外对此病的治疗方法不少，都有一定的疗效。笔者用活血化瘀的桃核承气汤加减治疗，获得一定的效果。但因病例不多，不能说明问题，有待今后验证。

【医案】

白某，男，64岁，退休工人。患慢性支气管炎，近因复发感冒而住院，经治疗症状缓解。患者患有顽癣10多年，两膝下皮肤粗糙、变硬、增厚，瘙痒难忍。多年来用各种内服、外用药物治疗无效。予桃核承气汤加牡丹皮、当归，服二三剂后，即感到有明显效果，后共服8剂，症状完全消失。

按：此病虽为风、湿、热、虫蕴郁肌肤，但多因局部营血不足，血虚风燥，血脉运行不畅，肌肤失养所致。用桃核承气汤治疗是通过活血化瘀清热，使血脉通畅，肌肤得养而获效的。

患者患慢性支气管炎多年，病情反复，其身体虚弱可想而知。但由于气管炎刚刚缓解以后，连续服用了8剂桃核承气汤，将顽癣症状完全消除，而未引起任何虚弱证候。这就说明此方对于稍涉气血虚弱的患者，也并非绝对不可服用，只要辨证准确，加减得当，还是可以适当应用的。

第四节　瘾　疹

瘾疹，与西医学的荨麻疹颇为相似，其疹形高起皮肤，时隐时发，疹形大小不等，丘疹初期鲜红、剧痒、灼热，属风热蕴于血分。如调治失误，致风热郁久，营卫运行涩滞，形成瘀血型皮疹，可反复发作或持续不愈。主要症状是发病的部位不定，多发于全身，疹形突起，颜色鲜红，压之稍有退色，搔破渗出鲜血，大部分患者日轻夜重，瘙痒难忍，并见口干舌燥或身热，脉证皆实。用一般消风祛湿止痒之品，鲜有效验。用桃核承气汤清热活血化瘀，每获显效。

【医案】

刘某，40多岁。患瘾疹2个多月，皮疹既多又大，布满周身，疹形突起而鲜红，搔破后流出鲜血，瘙痒难忍，日轻夜重，睡眠颇为所扰，痛苦万分。曾用中西药治疗2个月，症状毫无改善，笔者予桃核承气汤加当归、川芎，3剂而愈。

按：瘾疹属于瘀血类型的，临床上并不少见，在治疗方面如以消风、凉血、祛湿、止痒之法，取效较难。本例患者皮肤科医生曾用过不少药物，连续治疗2个月之久，病情有加无减，而服桃核承气汤仅3剂就痊愈。桃核承气汤一方，临床医生很少用来治疗皮肤病，其原因是普遍认为此方只限于攻里之剂，忽视了它其他方面的功效，因而使这个有效的方剂不能发挥应有的作用，非常遗憾。用本方治疗皮肤病，也可加牡丹皮、当归、川芎，以加强活血化瘀的作用，效果更好。

第五节　胬肉攀睛

胬肉攀睛为眼科常见病，见于《审视瑶函》。又名努肉攀睛、胬肉、瘀肉攀睛等，即翼状胬肉。此病多因外感六淫、内伤七情、郁而化火所致。火为阳邪，其性炎上，火热郁于血分，循经脉上扰目系，可使脉络扩张充血瘀滞，聚于局部，所以出现胬肉肿胀，此属血热血瘀。症见胬肉肿胀，由眦角发出，似昆虫翼状，横贯白睛，渐浸黑睛，甚至掩及瞳孔，自觉碜涩不适，影响视力。治疗用药除清热泻火外，还要活血化瘀。以桃核承气汤清热凉血、祛瘀导下，效果甚好。

【医案】

王某，男，28岁，机关干部。下乡归来发现左眼内眦胬肉增大，充血肿胀，逐渐横贯白睛，有渐侵黑睛的趋势。曾两次进行手术治疗，但随切随长，患病先后4个多月，续有发展。后服桃核承气汤10余剂，基本治愈。

第六节　血　淋

"淋"出自《素问·六元正纪大论》。"血淋"是淋证之一，出自《诸病源候论》。主证为小便涩痛有血。《医宗必读·淋证》又分血虚、血冷、血热、血瘀四种类型。桃核承气汤适用于血瘀类型，症见尿时阴茎中痛如刀割，血色紫暗有块，小腹硬满。瘀血型血淋在临床上最为多见。

血淋主要由于实热之邪结于下焦，或因心火炽盛下移小肠，以致热邪蓄结于膀胱，热扰血分，损伤脉络。病因病机方面，虽多由火旺所致，但有虚火、实火之不同。实者为热盛邪实，毒热亢盛，灼伤血分。虚者由于阴虚火旺，相火妄动，虚火扰于阴血所致。在治疗方面，实者宜清热泻火，解郁化瘀，虚者宜滋阴降火养血。所以桃核承气汤治疗血淋，是适用于实热类型的。

【医案】

张某，女，19岁，学生。暑热之天，在烈日下剧烈劳动，感到小便短涩不利，两天后出现尿中带血，尿频尿急，尿道灼热疼痛，小便点滴淋漓，不易解出，一昼夜小便四五十次，少腹胀痛，身热口渴。经用抗生素及呋喃类药物治疗10余日，症状时好时坏，未见明显改善，遂改服中药。诊得其脉弦大而数，舌红，苔黄，口干舌燥。予桃核承气汤加黄柏、知母、牡丹皮，水煎服，日服1剂，服2剂后病情有明显好转，先后共服7剂痊愈。

第七节　经期发狂

妇女经来狂言谵语，据《竹林寺女科》载，该病多因月经来时触烦怒，肝气逆乱，血随气逆，上攻于心所致。治宜疏肝宁心。

除《竹林寺女科》之论述外，尚有因热与瘀血相搏而引起的经期发狂，而且此种病证更为多见。如《伤寒论》曰："太阳病不解，热结膀胱，其人如狂，血自下，下者愈。"即此意。由于感受实热之邪结于下焦，侵入血分，阻滞气血运行，产生瘀血，热与瘀血相搏，上扰心神，神明失聪，使人如狂、发狂。治宜清火热之邪，破血下瘀，瘀热去而心神得安。用桃核承气汤治疗此病有良好的效果，如在经前服用效果更佳。

【医案】

向某，教师，20多岁，未婚。每到月经来潮时即呈癫狂状态，妄见妄言，哭笑无常，夜寐不安，月经过后，不治自愈，数月来皆是如此。经患者母亲回忆，患者有痛经史，曾于数月前重感冒一次，当时正值月经期，之后即患此病。

　　患者来就诊时，正是发病的时候，也正在月经期。虽然胡言乱语，嬉笑不常，但在问诊时还能够控制，准确回答。经服桃核承气汤加减，4剂而愈。随访数月，再未复发。

　　按：本例患者平素有痛经史，结合当时的证候，显然有瘀血阻滞之象，正值经期感冒发热，外感热邪侵入下焦血分，以致瘀血不行，而引起发狂。其发病机制和《伤寒论》中的蓄血证相同，即瘀热所致。如瘀血不与火热结合，仅能为癥积而已，不能发狂，只有热与瘀相夹，瘀浊才能上行清道而扰及神明。如徐灵胎《伤寒论类方》说："热甚则血凝而上干心包，故神昏如狂。"故用桃核承气汤化瘀清热，取得速效。但是，这和《伤寒论》中所载的热入血室有根本上的区别，此有瘀血，彼无瘀血。所以在治疗方面，蓄血证是以逐瘀为主，而热入血室则是以疏解（小柴胡汤）、针刺（期门）泄肝热为主。

结语

　　总之，桃核承气汤是一首驱逐瘀血的良方，它的作用决不仅限于治疗以上所举的几种病证，如能正确掌握，灵活运用，其治疗范围颇为广泛。笔者在临床运用中有以下体会。

　　1.本方治疗部分皮肤病，如能药症相吻合，有惊人的疗效。如顽癣案、瘾疹案，其疗效出人意料，可惜病例不多，望同道继续验证。

2.证属实热者用此方宜服汤剂，其性猛，其效速。证属寒凝血瘀者，也并非绝对不可服用本方，而是应慎用。根据笔者多年来的经验，可加大桂枝用量，或酌加一些温补之品，制为散剂或丸剂，缓缓服用，也同样能收到预期的效果，在服药过程中也未发现有任何不良反应，体质过于虚弱者除外。

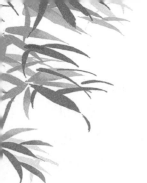

第二章　黄土汤

　　黄土汤是仲景用来治疗先便后血，血在粪后，血色紫暗的远血证之有效方剂。原方由黄土、甘草、生地黄、白术、炮附子、阿胶、黄芩7味药物组成。黄土即伏龙肝，为方中的主药，《日华子本草》载其"治鼻洪，肠风，带下血崩，泄精尿血"。《本草便读》载"凡诸血病由脾胃阳虚而不能统摄者，皆可用之"。附子能除脏腑陈寒、三阴厥逆。《医学启源》载其"去脏腑沉寒，补助阳气不足，温热脾胃"。附子配白术，温阳健脾，可治疗由脾胃阳虚引起的一些病证。《本草纲目》载阿胶"疗吐血、衄血、血淋、尿血、肠风下痢"。配以生地黄可以滋阴养血。黄芩可缓附子辛热动血之性，为反佐之品。总之，本方具有明显的温阳健脾以止血的作用，并且温阳而不伤阴，滋阴而不碍脾，因具有这些特点，所以在临床上可用于治疗因中焦脾阳虚衰，脾不统血而引起的各种出血证，如吐血、便血、衄血、崩漏、下血及紫癜等。

　　《金匮要略浅注》曰："所以黄土汤原治先便后血之证，其方下小注云，亦主吐衄，此即金针之度也。余每用此方，以干姜易附子，以赤石脂一斤代黄土，取效更捷。甚者加干侧柏四两，鲜竹茹六斤。"《血证论》言："此方乃滋补气血。而兼用温清之品以和之，为下血崩漏之总方。"《类聚方广义》谓："治吐血下血，久久不止，心下痞，身热恶寒，面青体瘦，脉弱，舌色刷白或腹痛下利或微肿者。又治脏毒，痔疾，脓血不止，腹痛濡泻，小便不利，面色萎黄，日渐赢瘠微肿者。"

出血的病因很多，病机也比较复杂。虽然如此，但综合起来不外乎虚实两个方面。实者多因火邪与气郁，使血不行常道所致；虚者则因脏腑功能不足所致，由于各种原因造成肝脾的功能失调，尤其是脾阳不足，中气虚弱，失其统摄之权，则血液不行常道而妄行、逆行，因而造成虚寒型的出血证，其临床特点是血色紫暗，久治不愈，或兼腹痛绵绵、喜热怕冷、脉象沉迟等。本方用来治疗由于中阳虚衰而形成的各种出血证，效果甚佳。

第一节　胃出血（属虚寒者）

由于饮食不节、寒热不适、暴饮暴食，日久损伤脾胃之阳，使脾胃虚寒，经年累月不愈，必然使脾胃之血络受伤，瘀血阻滞，发展到脾胃气血俱虚，消化和吸收转输的能力降低，而生化气血之源也日益匮乏，互为因果，逐渐形成虚寒重证。脾阳虚衰，除运化功能失常外，还兼不能统摄血液，于是虚寒型的肠胃出血由此而生。

　　临床表现为胃脘痛，纳呆，消化迟滞，痛有定处，或夜间痛甚，得食痛剧，或痛如刀割，大便匿血或吐黑血，或手足厥冷，脉沉迟无力，颇似西医学之溃疡病。在治疗方面应以标本兼治之法，温阳补中培其本，摄血养阴固其标。黄土汤为比较理想的方剂，治疗效果较好。如果对方药的加减恰当，结合患者调养适宜，则对改善临床症状和器质性改变方面有积极意义。如果虚寒胃痛未发展到脉络受伤，没有出现出血或大便隐血的症状，则非本方适应证。

　　【医案】

　　李某，男，55岁。平素饮食十分不规律，3年前开始出现胃脘部疼痛，起初只是进冷食后有轻微疼痛，以后逐渐加重，伴食欲不振，吞酸吐酸，时呕吐清水，饮食逐渐减少，身体虚弱，倦怠乏力，喜热怕冷。近1年来病情加重，每于食后胃部胀满疼痛，每次约持续1～2小时，有时便黑粪。经钡餐造影诊断为胃溃疡。给予对症治疗，效果不佳。脉沉迟无力，唇淡口和，舌胖色淡，大便稀薄，手足不温。考虑为虚寒胃痛，胃络受伤，予黄土汤加减治疗，日服1剂。连服5剂后病情减轻，胃痛隐隐，大便未见黑粪，继宗上方治疗，共服50余剂，诸症消失。后以上方加减化裁配制丸药，共服3个多月，随访3年，未见复发。

　　按：本例虚寒胃痛，主要是由于长期饮食不节，形成脾虚胃寒，中阳不振，运化无权，则出现食少，消化迟滞，大便稀而手足不温等症；脾阳虚衰不能统血，脉胳受伤，故便黑粪。治疗当以温中和胃、健脾止血为主。黄土汤治疗此病可谓标本皆宜。患者便黑粪断断续续虽已1年有余，但仅服5剂黄土汤后便再未复发，而胃痛也有明显减轻。此后一直以黄土汤为主方，随症加减，共治疗半年，而获得痊愈。这种病证，不论中西药物治疗，在短时间内都难以治愈，但是只要医者坚持治疗，患者耐心服药，紧密配合，彻底治愈也是很有希望的。

第二节　崩漏（属虚寒者）

崩漏属虚寒者，症见出血淋漓不止，血色暗淡，面色萎黄，气怯懒言，缠绵不愈，并兼食欲不振、腹泻肠鸣、手足厥冷、唇淡口和、脉虚细迟缓等一派虚寒之象，皆因脾阳虚衰，不能统血所致。治以黄土汤温阳散寒，健脾补中，滋阴养血。

【医案】

李某，女，42岁。阴道不规则出血半年余，1个月内几乎有二十五六天出血。血色紫暗，淋漓不断，时好时坏。伴有胃纳不佳，腹部冷痛，腰酸腿软，白带量多，色清不臭，下肢轻度浮肿，面色㿠白，喜热恶寒，舌淡质厚，苔白，脉迟弱无力。前医曾屡用补血凉血之剂治疗，效果不佳。根据其脉症，为脾阳虚弱失其统摄功能，前医又多用寒凉之药补血止血，势必使阳气更加虚衰，阴寒更甚，而致病情日渐加重。笔者拟以温补之法，恢复中焦之阳，使之统血有权。故予黄土汤，日服1剂。服5剂后出血减少，小腹部冷痛亦减轻。既然有效，则继续服用前方，服至15剂时，出血停止，诸症好转。照前方加减配制成丸药，继服1个月以巩固疗效。

第三节　虚寒吐衄

吐衄属于虚寒者，皆因脾虚寒不能统摄，其中有的是因患吐衄之证，过服寒凉之药，损伤脾胃之阳，气虚下陷，不能固摄，导致出血者，以本方治疗，往往获效。

【医案】

常某，男，38岁。患鼻出血10余年，每年总有数次发作，每发作一次连续出血四五天，每日出血量20～30mL，经服凉血止血药即愈。近2年来病势略有加重，发作时虽再服前药，也是或效或不效，后改为用西药止血剂，如安络血片、仙鹤草素等止血，亦未治愈，仍不断复发。

1969年秋，患者再次出现鼻出血，血量多，用各种止血药物都止不住。当时患者面色苍白，手足厥逆，消化迟滞，脉沉迟无力，舌胖而淡。诊断为中气虚寒，统

经方发挥

摄无权。投以黄土汤1剂后血即减少，3剂血止。后用此方加减配制成丸药，连服3个月，数年来未见复发。

按：本例鼻衄患者，早年热盛气实，因而在鼻出血时，以寒凉之品投之立效。1969年的这次出血，根据脉症，已现一派虚寒之象，纯属脾虚中寒，不能统摄，故须温脾补阳，以黄土汤加减而治愈。由此可见，临床必须准确细微地辨证，单凭既往经验，则难以对付疾病的千变万化。

第四节　紫癜（属虚寒者）

紫癜大多为实热证，但有时也可遇到属虚寒型的紫癜。这种类型的病因病机多为脾阳亏虚，不能统血摄血，络破血溢，而现皮下出血。其斑点颜色紫暗，并伴有一系列脾虚胃寒之症，如面色苍白、神倦体乏、食欲不振、舌淡苔白、脉沉迟虚弱、手足不温等。治宜黄土汤温补脾胃之阳，阳复自愈。

【医案】

张某，男，4岁。出现紫癜20多天，未发热，经前医治疗，予犀角地黄汤8剂，不但没有好转，出血点反而日见增多，旧的还未见退下去，新的又生出来，此起彼落，遍布手臂、四肢、躯干，癜色不鲜而发紫暗。其母代诉近日精神不好，食欲不振，大便稀溏，且平素就容易患腹胀肠鸣，大便稀溏。如此则既往脾胃阳虚可知。且患儿面色不华，手足不温，懒于活动，脉弱，舌淡无苔。综合其脉症，为一派脾虚胃寒之象，温补犹恐不及，又服了8剂犀角地黄汤，更挫伤了脾阳，故致病情加重。鉴于这种情况，考虑非用温补之法不足以治愈此病，遂予黄土汤2剂，服后诸症皆有不同程度的好转，继服4剂痊愈。

按：紫癜一证，发病的主要因素多是实热之邪侵入营分，迫血妄行所致。在治疗方面多以犀角地黄汤及清营汤之类治之。本例患者适得其反，是因脾阳虚衰不能统摄所造成的络破血溢。前医辨证不详，不从整体出发，全面考虑，而单纯惑于部分症状，忽视了病的本质，以致误投犀角地黄汤，使病情加重。后用温中、补脾、止血之黄土汤治愈。

【附】便脓血案

张某，女，52岁。患病半年余，起初是每天便脓血5～7次，10多天后粪便中的脓已消失，纯为血便，颜色如腐烂后的西瓜汁，一天大便七八次，便前腹部剧烈绞痛，便后稍缓片刻后腹痛又作，无里急后重，其他方面基本正常。证属脾虚气寒，不能统血。予黄土汤2剂，服后竟然11天没有便血，粪便正常，日下1次，又宗此方继服10余剂。随访1年，未见复发。

结语

黄土汤治疗血证效果确切，不论是由内脏病变引起的吐血、鼻出血，或是便血、子宫出血、潜血、隐血，还是体表肌肉皮下的溢血。凡属于脾虚气寒，中阳不足，统摄无权所造成的病证，经临床反复验证均有一定的效验。

黄土汤的成人一般用量：甘草10g，生地黄12g，白术12g，熟附子12g，阿胶15g，黄芩10g，灶心土250g（捣碎），用开水冲起搅拌后，待粗土沉底而细尘未澄清时，急取其水煎药，如澄为清水就无用了。

治疗溃疡病或潜血、隐血时，可去黄芩，加黑栀子10 ~ 15g，作为反佐药；治紫癜可加当归、牡丹皮各10g。

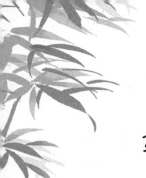

第三章　小柴胡汤

　　小柴胡汤在仲景方中是一首疗效显著，使用范围极为广泛的方剂，后人对此方评价很高，而且在其基础上演绎出了不少有效方剂，它的治疗范围直至今天还仍然在继续扩大中。本方由柴胡、黄芩、人参、半夏、甘草、生姜、大枣组成。柴胡能解郁热，并和解少阳之经，《滇南本草》载："为伤寒发汗解表的要药，退六经邪热往来、痹痿，除肝家邪热、痨热，行肝经逆积之气，止左胁肝气疼痛，治妇人血热烧经，能调月经。"《神农本草经》言柴胡"主心腹肠胃中结气、饮食积聚、寒热邪气，推陈致新"。现代研究显示，柴胡有解热、镇静、镇痛、抗炎、溶血等作用。黄芩能泻实火，除湿热，治壮热烦渴，止血安胎，《滇南本草》载"上行治肺火，下行泻膀胱火，除六经实火实热"。人参补气生津，治一切气血津液不足之证。半夏和胃降逆止呕，燥湿化痰，消痞散结，治湿痰冷饮，胸膈胀满，头痛眩晕，外消痈肿，《本草纲目》载其"治腹胀，目不得瞑、白浊、梦遗、带下"。大枣补脾和胃，益气生津，李东垣说："温以补脾经不足，甘以缓阴血，和阴阳，调营卫，生津液。"生姜止呕化痰逐水，发表散寒，《日华子本草》载其"治伤寒，伤风头痛，九窍不利"。

小柴胡汤是仲景用以治疗少阳经病的主方。如寒热往来，胸胁苦满，默默不欲饮食，心烦喜呕，或胸中烦而不呕，或渴，或腹中痛，或胁下痞硬，或心下悸，或小便不利，身有微热，或咳等一系列少阳经症状。

关于小柴胡汤所治之证，历代医家意见不一，众说纷纭。总之，它在众多的方剂中地位突出，具备以下几个特点。

1.本方组方严谨，是一首清热和解剂，是中医治疗八法中和解法的代表方剂。

2.此方是仲景为了和解少阳经之邪而设。在《伤寒论》中少阳经包括胆与三焦，并涉及表里关系的肝和心包。这些脏腑无论是在生理情况下，还是病理情况下，都占有重要的地位，牵涉的方面比较广，外感疾病如此，其他各科杂病也是如此。所以小柴胡汤的应用范围之广泛也根源于此。

3.少阳为枢，属半表半里。病邪侵袭该经，根据条件的不同，随时都有出表为表证、入里为里证的可能。小柴胡汤中用人参、大枣、甘草既可扶正祛邪，又能固里，使邪不得内犯。因而在和解剂中莫善于这样的治疗法则。

4.小柴胡汤在伤寒热病中是清热剂，在六经中为和解剂，在治疗各科杂病中又是理气解郁剂，如加入一些活血化瘀的药物，寓理血于行气之中，它又是一首理想的理血剂。

因有以上特点，所以小柴胡汤在临床上运用范围较为广泛，且疗效可靠。本方的应用范围，归纳古今中外的医家经验，大致可分为以下几个方面：①因少阳之气抑郁不舒而导致的两胁胀痛。②疟疾兼有少阳证者。③木气不舒而克脾土引起的吐酸不食。④热入血室。⑤由胆热移于脑而导致的鼻渊。⑥用于外科可治瘰疬、乳痈、便毒、下疳及肝经之一切疮疡。⑦治男女诸热出血、蕴隆（蕴隆者，郁热之意）、伤暑、发大热、头痛、自汗、咽痛、烦躁、腹中热，诸药治之无效者甚良。⑧刚痉有热。⑨咽干、喉塞、亡血家、淋家、衄家、疮家、动气等应汗而不可汗者。

根据笔者的临床经验，除治疗上述病证外，小柴胡汤还可以治疗以下诸病，有奇效。

第一节　斜视（视物倾斜）、复视

斜视、复视和少阳经的目眩、发热病的幻视，皆为因热邪侵犯少阳经造成的。肝胆相表里，肝通气于目，开窍于目，故肝胆经与眼的关系密切。在生理情况下，肝胆经之气血充沛，必然目睛和而视力佳，所谓“目得血而视"。如果肝血亏损，肝阴不足，目得不到足够的气血营养，就会出现两眼昏花，视力低下。若因邪热扰于经脉，肝胆之火上亢，熏蒸眼目，目中就会幻化百出，于是斜视、复视、幻视等证候由此而产生。斜视、复视在治疗方面必须以清解少阳经之热邪为主，佐以清上焦明目之品，方以小柴胡汤加杭菊30g，治疗由功能性病变引起的斜视、复视效果甚好。

【复视医案】

李某，男，30岁。患温病发高热，后遗双目复视，用过不少中西药治疗无效。内科医生曾怀疑过是脑部疾患，患者也非常焦虑。诊断时除复视外，尚有头晕、口干、耳鸣、脉数、无苔等症。考虑是邪热久羁于少阳经，损伤阴液，肝胆之火又熏蒸于眼目，而产生复视。予小柴胡汤加减，2剂。

处方：柴胡12g，黄芩15g，半夏6g，党参15g，甘草15g，杭菊花30g，玄参15g，麦冬15g，加姜10片，枣5枚。服2剂后，目中所见两物的距离有明显缩短。守方共服6剂，复视痊愈。

按：本例患者因患温热病发高热，经西药治愈，后遗复视一证。病机有二：一为热邪未尽，仍扰于少阳之经，因而熏蒸于目；二为热伤津液，津液匮乏，不能濡养筋脉所致。既热且燥，于是眼中就幻化出复视现象。治疗上两者必须兼顾，方能奏效。小柴胡汤加重黄芩用量，以清解少阳经之热，再加生地黄、玄参增津以润燥，使热除津复，复视自愈。

【斜视医案】

王某，女，50岁。患斜视已有二三年，开始时视物偶有微倾斜，后逐渐加重，视物倾斜角度越来越大。就诊时目中所见不论是人物还是房屋，皆为40°～50°倾斜，而且视力也大大下降。经多方面治疗，未能矫正。鉴于此病已日久，非朝夕可以见效，遂将小柴胡汤加桂枝、黄芪、菊花、当归、白芍制为散剂，日服12g，共服3～4个月痊愈。

按：本例患者开始发病时，可能是因热邪侵入少阳经引起斜视，并且视力显著下降。鉴于患者年纪较大，体质也比较虚弱，而且患此病日久，已属气血不足状态，非正盛邪实可比。故在治疗时，除继续清解少阳外，还要兼补气血，使其"目得血而视"，故在小柴胡汤方中加入助阳益气的黄芪、桂枝，滋阴养血的当归、白芍。另外，本例患者患病既久，在治疗方面不能求速效，故将药物研为细末，持续久服，缓缓图之。

第二节 头痛（属少阳经）

少阳经头痛，主要由外感风寒之邪，郁于少阳经，久羁不解，致经气阻遏，血脉不得畅行，因而作痛。其部位以头的两侧为主，严重时可波及正额及颠顶，或兼有口苦、咽干、目眩等症状。据《冷庐医话》载："少阳头痛在两头角或颞部，用柴胡为引经药。"此病虽在头部，但在治疗方面，仍应从整体观念出发，以头痛的部位和兼证辨证，以清解少阳经为主，止头痛为辅。以小柴胡汤为主方，再加入川芎、白芷等辛香通气活血之品，以助消散外邪，疏通经脉。

【医案】

刘某，女，27岁。头痛3年，时轻时重，每因情志刺激而诱发。疼痛部位以头两侧为重，伴有胸满、善太息、烦躁易怒、月经不调，月经前头痛加重，月经后稍减轻。曾服过多种祛风止痛药及针灸治疗，效果不佳。舌苔厚，脉稍数。予小柴胡汤加当归、川芎、白芷，3剂后头痛减半，共服10余剂痊愈。

第三节　腰腿痛（属少阳经部位者）

《灵枢·经脉》载："胆足少阳之脉……是主骨所生病者……胸、胁、肋、髀、膝外至胫、绝骨、外踝前及诸节皆痛，小指次指不用。"腰腿痛属少阳经者，其疼痛部位是以臀部、大腿、小腿外侧和足部外侧呈放射状掣痛为特征。这种病证中医学也名"腿股风"。据此症状和部位，颇似西医学的坐骨神经痛。其病因为气血不和，经脉空虚，寒湿之邪乘虚而入，或因闪挫之后瘀血凝滞经隧，血气壅阻而成。

少阳经既不在表，又不属里，居于半表半里之间。在治疗方面，如用一般治疗痹痛之法，或发表攻里，其效果往往不佳。故仍须宗少阳经之治疗原则，用小柴胡汤和解少阳，加温阳通经的桂枝，再加活血化瘀之品，以通经散瘀活血，每治皆效。

【医案】

刘某，男，50岁。患左腿外侧痛，经西医诊断为坐骨神经痛。2年多来，间断发作，严重时彻夜难眠，须不停行走缓解。曾用针灸、封闭等法治疗未愈。后以小柴胡汤加桃仁、当归、川芎、大黄、桂枝等，服1剂后痛减，服4剂后疼痛痊愈。以后虽有小发作，但照此方服1～2剂即可缓解。

按：小柴胡汤加减治疗腰腿痛属少阳经部位者应手取效。所遇的病例甚多，大部分患者是患病日久，曾用不少中西药物治疗而未痊愈，后服小柴胡汤加减治愈。取效的原因主要是疼痛部位与足少阳经的循行路线相吻合。此证虽为肢体疼痛，但也须辨证论治，更要辨明经络，根据经络和脏腑的联系，进行全面诊断和治疗方能中病，因脏腑、经络和气血三者是息息相关的整体。小柴胡汤是和解少阳之方，酌加通经活血之品，能通利少阳经气，使经络畅通无阻，而痛自止。小柴胡汤治疗此证，方中一般可加养血活血的当归、川芎，通经温阳的桂枝，祛瘀攻实的大黄，方能奏效。

第四节　头晕头痛（因外伤引起者）

由于外伤引起的头晕头痛而致昏迷，苏醒后往往遗留头晕、目眩、恶心、呕吐等症状，缠绵不愈。这种病证的出现，大多是由于伤后瘀血阻滞，或震伤脑髓所引起的。这不是一般的治疗头晕头痛之剂所能取效的，应以活血化瘀为治疗原则，方能取效。以小柴胡汤加当归、川芎等最为得当。日本人汤本求真曰："由头部打仆，发为外伤性神经症，予本方加石膏得速效。"

【医案】

田某，男，40岁，教师。曾被击伤头部，昏迷半个月之久，经抢救治疗苏醒后遗留头晕，不论坐、卧、行走，头皆不敢转动，否则即天旋地转，有摇摇欲仆之势，晕甚时耳鸣、恶心、呕吐，已达4年之久。经多方治疗未愈。患者面色㿠白，神情呆钝，易于惊恐，间作失眠、心悸，有时因心悸而致夜不得眠，记忆力、反应力锐减。经服小柴胡汤加当归、川芎、白芷等药，共治疗2个月痊愈。

按：患者头部受伤后，昏迷半个月方苏醒，以后头晕的颇为厉害，目眩泛恶，4年未愈。如此情况系脑震荡后瘀阻清窍，肝胃失和。宗《内经》"诸风掉眩，皆属于肝"的启示，以小柴胡汤和解肝胆，降逆止呕，加当归、川芎活血化瘀，再加白芷通气，以升清阳而获效。

第五节　呕　逆

呕逆一证，多属胆经疾患，胆属于肝，肝胆之气宜舒畅条达而恶抑郁，条达则升降之机适宜，抑郁则升降之机失调。《伤寒论》第96条曰："伤寒五六日，中风，往来寒热，胸胁苦满，默默不欲饮食，心烦喜呕……小柴胡汤主之。"第97条曰："血弱气尽，腠理开，邪气因入，与正气相搏，结于胁下。邪正纷争，往来寒热，休作有时，嘿嘿不欲饮食，脏腑相连，其痛必下，邪高痛下，故使呕也，小柴胡汤主之。"第379条曰："呕而发热者，小柴胡汤主之。"

从以上三条可以看出，不论是心烦喜呕，还是胁下痛而呕、呕而发热，多由于邪犯少阳，经气不利，气机不畅，升降失常，胆气影响胃，故上逆而为呕。从表现的症状来看，似乎为胃的功能失调，但实际上是胆气不得下降所引起的。若单纯用和胃止呕的治法，未必能获效，须以小柴胡汤为主，和解胆经，或可加和胃理气的陈皮，重用清胃降逆的竹茹，即可治愈。

由少阳之邪引起的呕逆，必有心烦、胁下痛、发热等兼证，"但见一证便是，不必悉具"。

【医案】

王某，女，17岁。患温病发热10余日，热退后，各种证候也相继消失，唯遗留心烦不宁，呕逆频频，有声无物，欲吐不得，用止呕的中西药物皆无效。凡三日三夜无暂止时，痛苦异常。经诊断为胆气不得下降，引起胃气上逆所致，治以小柴胡汤加陈皮、竹茹、伏龙肝，以和解少阳，清利胆经，1剂而减轻，3剂痊愈。

第六节　真心痛

真心痛见于《灵枢·厥病》，言："真心痛，手足青至节，心痛甚，旦发夕死，夕发旦死。"相当于西医学的心绞痛和心肌梗死。中医学对此病的致病因素早有较准确而完整的认识，认为主要是内外合邪所致，其内因是患者机体阳气素虚，卫阳不足，寒气聚积于胸中，致胸阳衰微；外因则是受寒邪侵袭，外寒与内寒相搏，致血脉凝涩，寒凝血瘀，脉道不利，导致心痛猝然发作。症见患者骤然心痛，痛时面色苍白，恶寒厥逆，心悸，喘息，冷汗出，或唇青面黑，指端青紫，脉细微无力，大有虚阳欲脱之势。治疗之法，在危急的时候，应先回阳救逆以救急。在一般情况下，应温阳化瘀，缓缓收功。治疗此病的温阳化瘀之法，必须掌握轻重缓急，符合病情。本病虽主要为阳虚，但从整体考虑，阴血也属不足，所以在温阳的同时，还须顾及阴液。在用药方面，不宜过分燥热，否则会使阴血更加亏损。关于化瘀方面，宜缓不宜急，以性质平和之药，缓缓收功，方为万全之策。不能操之过急，妄投峻烈之品。否则瘀未去而正已伤，不仅无益，反可使病情恶化。在病不发作的时候，以小柴胡汤加附子理气温阳，加当归、川芎寓理血于理气之中，长期治疗可获得满意效果。

【医案】

王某，男，55岁。患心胸痛半年多，经某医院诊断为心肌梗死。从开始发病的3个月内，曾2次猝然发作，剧烈心痛而致昏厥，经及时救治，方获缓解。此后心胸不断轻微作痛，多在夜间发作，每天10余次，疼痛时间约持续1分钟。遇吸冷气及气候寒冷时容易发作。治以小柴胡汤加当归、川芎、附子。服5剂后自觉疼痛次数明显减少，又服5剂疼痛次数进一步减少，每天发作2～3次，而且时间极短。服20剂后，痛已减十之八九，有时一二日不发作一次。后宗此方配制丸药继续服用，随访半年，疼痛基本未发作，此后病情一直稳定。

按：本例患者患心肌梗死，曾2次猝然发作而致昏迷，而平素逢吸冷气或气候寒冷时即引起心胸痛发作，其心胸之阳衰寒甚可想而知。寒凝则血瘀，所以此病之本为阳虚血瘀。小柴胡汤加当归、川芎以解郁活血化瘀，既无破血耗血之虞，又能扶正培本，加附子温心阳，以散寒邪。因而此方即使多服、久服，亦无任何不良反应。本例患者连服半年之久，情况一直良好。

第七节　胁　痛

胁痛出自《素问·缪刺论》，该病的产生多与肝胆经之经气失调有关。因胁痛部位为两经之分野，即肝胆经络分布于两胁。本证的致病因素虽有十几种之多，但大多为精神刺激，情志不畅，肝气郁结，气滞不通，因而发生胁肋疼痛。如气郁日久不愈，必然因气滞而进一步造成血瘀，瘀血停着，经脉痹阻，此为气滞兼有瘀血。不论气滞或瘀血，皆以疏肝理气解郁、活血化瘀为治疗大法。如气滞明显，则以理气解郁为主；如瘀血明显，则以理气兼化瘀活血。小柴胡汤加当归、川芎治疗胁痛，既可理气解郁，又可活血化瘀。

【医案】

尤某，女，50岁。患周身游走痹痛3年余，但仍能操持一般家务，唯月经前较重。近1年多来病情加重，两胁部痛甚，步履艰难，稍一行动即须家人扶持，咳嗽、吸气、翻身转侧时疼痛尤为明显。就诊时胃纳尚佳，大小便均正常。脉弦数，舌质深红、两侧有瘀斑，两胁下痛不可触。治以小柴胡汤加当归、川芎、牡丹皮理气解郁，活血化瘀，加减化裁，先后共服20余剂，两胁疼痛基本消失，唯四肢疼痛未愈，但已不足为患，仍能操持一般家务。

第八节 胸肋痛（肋软骨炎）

胸肋痛属西医学肋软骨炎者，其发病部位大多在胸膺部，属于少阳经脉分布之处，中医学认为是湿热瘀血凝滞于经脉所致，以疏解少阳之经，兼活血化瘀为治本之法。

【医案】

郭某，女，20岁。左胸膺部疼痛数日，痛处日渐肿胀增高，肋骨突起。经用一般消炎药不能控制，数日后加重，痛处突起足有小桃子大，身热、脉数、口干欲饮、胸满气粗。急投以小柴胡汤加当归、川芎、牡丹皮、青皮、陈皮、金银花治之，日服1剂，共服10余剂，痛止肿消，突起的肋骨于1个多月后逐渐恢复正常。

按：本例患者发病迅速，数日间胸膺部之肋骨隆起有2cm高，焮肿红痛。前后曾用消炎止痛的药物治疗，病情不能控制，继续发展。而投以小柴胡汤理气解郁，和解少阳之经，加当归、川芎、牡丹皮活血散瘀消肿，青皮、陈皮助小柴胡汤行气，金银花清热解毒消肿。本病收效之捷，是因小柴胡汤治以和解少阳为主，而此病位恰在少阳之经，故调理经气为治此病之本，标本同治，因而效显而速。

第九节 月经不调

以小柴胡汤为主适当加减，可以治疗因肝郁气滞、瘀血内阻引起的多种月经病，如崩漏、痛经、月经不调、经闭等。气为血之帅，气行则血行。经期、产后，忧愁悲郁，必致气机不利，气滞则血瘀，瘀血阻于冲任，经血不得畅通，则诸症丛生。主要表现为经前、经期小腹胀满，胀甚于痛，或出血淋漓不断，或经闭不行，或经期不规律，疼痛没有固定的部位，或兼有两胁胀痛，胸满气促，善叹息。有的经前或经期乳房胀痛，脉多弦数或沉弦。凡此种种，治宜疏肝解郁，理气活血。小柴胡汤加当归、川芎之类，既可理气，又可活血，用之临床，每多获效。

【医案】

苏某，女，40岁。21岁结婚，至今未孕，于月经初次来潮时即患痛经，经期小腹胀满，憋气，烦躁易怒，善悲，小腹疼痛难忍。每到经期日夜呼号，不能起床，经行不畅有血块，经期不规律。20多年来一直如此，虽多方治疗，但症状无明显改善。诊断为气滞血瘀，予小柴胡汤加当归、川芎。汤剂、丸剂并用，治疗达半年之久，诸症皆愈。2年后随访未再发作，但仍未生育。

　　按：本例患者未生育，自月经初潮到40岁，一直患痛经，其间经过了20多年的断续治疗，行气破血、通经止痛之药服过无数，均未获效。今以小柴胡汤加减治愈。其原因是治病必求其本，痛经之病因病机颇为复杂，治法也迥异，临床上常见的有寒凝血瘀、痰湿阻滞、气滞血瘀等证型，虽同为气滞血瘀，但也不能一概而论。如不能详细辨证，差之毫厘，失之千里，虽服大量药物，也难中病。

　　综合本例患者临床症状，是由于肝气郁结引起的气滞血瘀。小柴胡汤既是理气剂，又是解郁剂，再加入当归、川芎等药即成为理气、解郁、活血三者兼而有之之剂，以和解少阳及肝胆之郁滞，肝胆相表里，肝郁一解，诸郁皆除。据《皇汉医学》言小柴胡汤"治疗瘀血痛经均甚于桃核承气汤、大黄牡丹皮汤、桂枝茯苓丸及硝石大圆等攻逐瘀血之剂，其功效可知"。

【附】髋骨疼痛案

　　李某，男，14岁。左髋关节疼痛4个月，初起时只是局部麻木、胀痛，后渐觉疼痛，行走1千米左右即胀痛难忍，但未引起家长足够重视。有一次因挑水突然摔倒，到当地卫生所就诊，给予风湿止痛膏外敷并拔罐，不仅无效，反而引起局部不良反应。又去县医院检查，查红细胞沉降率40mm/h，X线示左髋股骨头边缘缺损，左髋关节结核，左髋无菌性坏死。结合其母既往有结核病史，遂诊断为骨结核。予异烟肼等治疗，用药数十日未见明显效果。病情逐渐增重，不但行走疼痛，就连静止时也疼痛、酸困、麻木作胀，夜间疼痛较甚，影响睡眠，辗转不安。四处求医，屡治无效。

刻下症：左髋关节麻木胀痛，影响右下肢功能，坐、站、行皆痛，并伴有精神不振、纳呆等。

检查：左髋关节局部压痛明显，不红不肿，周围浅表静脉迂回曲张，脊柱有明显压痛，背部足太阳膀胱经之腧穴均有压痛，左下肢足少阳经循行处也有部分穴位有明显压痛，胸壁浅表静脉怒张，左胁下有压痛。舌红稍紫，苔白，脉迟涩。

《内经》谓足少阳胆经"主骨所生病。"全元起注解曰："少阳者，肝之表，肝候筋，筋会于骨，足少阳之经气所荣，故云主于骨。"故从胆经着手治之。药用柴胡10g，黄芩10g，半夏10g，党参10g，甘草10g，桃仁10g，红花10g，川芎12g，当归15g，桂枝10g。每日1剂。

服药3剂后，诸症大减，左髋基本不痛，行、走、站、坐均无任何不适，唯局部稍觉麻木，但不足为患。步行5千米也不觉酸痛。最奇妙的是脊柱及下肢少阳经穴位的压痛也全部消失，浅静脉的充盈曲张也较前减轻，精神好转，食欲增，继以上方加减服数剂后痊愈。

按：本例患者前医惑于照片所见及其母有结核病史，故确诊为骨结核病，据此用过不少中西药物，皆无效验。后来以数剂小柴胡汤加减治愈，能取得速效的原因有以下几点：①在诊断时没有陷到"骨结核"的窠臼中。②根据疼痛的部位，符合足少阳经脉循行路线。脏腑、经络、气化是一个整体，不容分割，必须全盘考虑。所以在治疗上必须从胆经着手。③从疼痛部位的周围发现浅表静脉迂回曲张，表示有瘀血阻滞，是血脉不能畅行而引起的疼痛。④小柴胡汤和解少阳，当归、川芎、桃仁、红花活血散瘀，桂枝佐上药疏通血脉，因而获得显效。

【附】心胸痹痛案

田某，女，43岁。胸闷、心悸，经某医院确诊为冠心病。用中西药治疗，半年来一直未获显效。现胸闷心悸、喘息、自汗，呈阵发性发作。发作时心率可增至130次/分，头晕脑胀，似要昏迷，每次持续约半小时，经救治始能缓解。每因精神刺激或稍微活动即可诱发。间歇时也常感胸闷、心悸、精神不振、食欲欠佳、脘闷不适。舌深红，苔薄白，脉数有力。辨证为心脉瘀阻，气滞血瘀。治当理气解郁，活血化瘀。方以小柴胡汤加当归、川芎、牡丹皮，先后共服50余剂，上述症状消失。2年来未见复发，病情一直稳定。

【附】心悸怔忡案

郭某，女，62岁。心悸、失眠2年余，现头晕眼花，耳鸣，记忆力减退，心胸部窒闷刺痛，夜间尤甚，两胁下胀痛不适，拒按，精神不振，食欲欠佳，血压200/140mmHg，经内科诊断为高血压性心脏病。中医先用安神镇静剂等治疗未效，又改用补气养血之品治疗，症状也未见明显改善。患者整日心悸不宁，头晕，耳鸣，口苦咽干，不能操持家务。诊其脉数大有力，舌色紫暗。根据以上见症，考虑属心胸、胁下脉络瘀滞不畅，郁久伤阴。遂以小柴胡汤加当归、川芎理气活血化瘀，生地黄、牡丹皮养阴清热。日服1剂，服5剂后诸症明显改善。后宗此方加减出入，共服30余剂，症状基本消失，精神好转，食欲增加，睡眠变好。虽然偶尔于劳累后稍有心悸，但已不足为患。

第十节　半身疼痛麻木

《丹台玉案》曰："所谓麻者，非痒非痛，肌肉之内，如千万小虫乱行杂沸，按之不止，搔之愈甚者是也。所谓木者，非痒非痛，自己之肌肉，如他人之肌肉，按之不知。搔之不觉者是也，麻如木之乱，故名曰麻木。"又《证治准绳》曰："物得湿则滑泽，干则涩滞，麻犹涩也。由水液聚少而燥涩，气行壅滞而不得滑泽通行，气强攻冲而为麻也。"王肯堂以麻为气虚，木为湿痰败血。

综上所述，麻木多由气血俱虚，经脉失去营养；或气血凝滞；或寒湿痰瘀留于脉络，阻滞经气血脉的运行所致。受邪较轻者仅有麻木，如受邪较重，血脉壅滞较甚，则可见麻木而兼疼痛。

《灵枢·刺节真邪》曰："虚邪偏容于身半，其入深，内居荣卫，荣卫稍衰，则真气去，邪气独留……其邪气浅者，脉偏痛。"说明半身偏痛和麻木是邪气客于浅表，致浅表血脉不和所造成的。治疗方法应是疏通血脉，解郁化瘀。因邪在浅表血脉，既非在皮表，又未入里，而居于半表半里之间，故用和解少阳之小柴胡汤加桂枝、当归、川芎以通经络血脉为主，因而疗效较为满意。

【半身疼痛医案】

武某，男，25岁。腰部左侧憋胀3年余，呈间歇性，白天重，夜间轻，近3个月以来，发展到整个左半身胀痛，特别是左侧髋骨、左少腹及左侧肩部等部位，疼痛剧烈。伴乏力、易汗、倦怠，食欲尚可，但有时恶心。于腰部憋痛的同时，全身无定处出现疖肿，此起彼落。

投以小柴胡汤加当归、川芎，服3剂后左半身疼痛减去十之七八，疖肿也再未发生。继服此方加减以巩固之。

此病属邪气留于浅表，使血脉不和，又兼湿热蕴结。用小柴胡汤和解血脉，疏通经络，气血畅通，所以疼痛治愈，蕴结之湿热也不治自愈。

【半身麻木医案】

牛某，女，51岁。右上肢麻木半年，继续发展到右下肢也麻木不适，右肩及右胸廓部疼痛、憋胀，日轻夜重，手指厥逆，上肢酸软无力，右胁下有剧烈压痛。服小柴胡汤加当归、川芎、桂枝，6剂而愈。

结语

小柴胡汤加当归、川芎用于治疗气滞血瘀的多种病证，效果良好。从药物的组成来看似乎平易简单，但据笔者的临床经验，此方的活血化瘀作用较为可靠。因人身之气与血之间是息息相关的，一方发生了病变，则影响另一方。在治疗方面，理血必先调气，气行则血行，气滞则血凝，固理血不调气，非其治也。本方之妙处在于将理血之药纳入和解、行气、解郁剂中，从而加强了行血活血的作用。正因为药性平和，即使多服久服或在正虚的情况下服用，也不会伤正，所以运用的范围也就更广泛了。

　　关于心脏疾患，根据中医学辨证论治，凡属气滞血瘀或单纯瘀血为患者，用小柴胡汤加当归、川芎等药治疗，对缓解症状有一定的效验。如果多服久服或再进行一些适当的加减，是否有改变器质性病变的作用，尚未可知，有待进一步探讨。

　　小柴胡汤加减治疗斜视，仅是对功能性病变有效，如因器质性改变而引起的斜视，是否有效，有待进一步临床实践。

　　小柴胡汤在临床上运用非常广泛，治疗疾病甚多，而且效果可靠。诸如疟疾、妇女经期发热、气滞血瘀的半身麻木、半身肢体筋脉疼痛、汗出偏沮（即半身出汗，半身无汗）等证，在本方的基础上适当加减，灵活运用，有独特的效果。

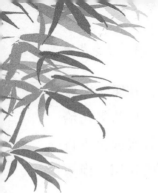

第四章　五苓散

五苓散，仲景用于治疗由于气化失常所致的蓄水诸证，由猪苓、泽泻、白术、茯苓、桂枝5味药组成。方中猪苓，《本草汇言》载："渗湿气，利水道，分解阴阳之药也。"又说："甘淡能渗利走散，升而能降，降而能升，故善开腠理，分理表阳里阴之气而利小便。"泽泻虽然也是淡渗利水之品，但与猪苓有别。如《本草汇言》说："泽泻有固肾治水之功，然与猪苓又有不同者，盖猪苓利水，能分泄表间之郁，泽泻利水，能宣通内脏之湿。"关于茯苓，有人以动物实验显示其单独利尿的作用不明显，但有明显的健脾作用，所以其药理作用还值得进一步研究。猪苓、泽泻同用利水之力甚强。白术、茯苓通过健脾达到运化水湿的目的。桂枝助阳温中，化气通经，与上药配合以助气化，加强排水利湿的功效。如《长沙药解》说："五苓之利水，有白术之燥土，桂枝达木也。"由于本方配伍得当，故具有通阳化气、利水渗湿、表里双解的作用。临床运用颇为广泛，后人对此方评价很高。本方主要用于治疗以下病证：①水泻、湿泻、久泻，因气化失常引起者。②水肿，因气化失常致水湿潴留所致者。③头晕、呕吐，因水饮停滞引起者。④渴欲饮水，得水则吐，为水逆者。⑤小便闭塞，因气化失常致膀胱蓄水者。

根据笔者的临床经验，本方除对上述病证有效外，对以下诸证效果也很可靠。

第一节　悬　饮

悬饮是由于人体气化失常而致水湿停留于肋间所造成的疾患，颇似西医学的渗出性胸膜炎。人体正常水液的运行，有赖于肺、脾、肾三脏的功能，特别是脾阳的温煦尤为重要。如果由于种种原因导致三脏阳虚，就会使气化失常，水液不能循常道排出体外而发生潴留。脾因阳虚而运化失职，上不能输精以养肺，下不能助肾以制水，则水湿停滞而为患。《金匮要略》对本病有如下的描述："饮后水流于肋下，咳唾引痛，谓之悬饮。"主要因胸腔大量积液，压迫肺脏，影响了肺的正常呼吸功能，而出现咳嗽气喘、呼吸困难、不得平卧等症。本证既为三脏阳虚、运化失职所致，而水饮又为阴邪，在治疗方面须温运脾阳，健脾利水，临床上选用五苓散加减治疗，往往收到令人满意的效果。《金匮要略》对此证虽有十枣汤之设，但此方为峻烈逐水之剂，适用于气盛邪实者，如稍涉气血虚衰，恐非所宜。五苓散药性平和，即使用于病久体衰者，也有利无弊。

【医案】

宋某，女，60岁。患悬饮1个月，胸满、喘促不得卧。经某医院检查，诊断为渗出性胸膜炎，原因待查。用抗生素、利尿剂等治疗20天，效果不显。因鉴于胸腔积水太多，影响肺的呼吸功能，而给予胸腔抽液，每次约抽出500mL，但随抽随生，抽后不过数日即复如前。因见病情危笃，建议转上级医院诊治，但患者经济困难，兼年老体衰，行动不便，要求服中药治疗。

就诊时见患者面色㿠白，身形虚羸，端坐呼吸，咳喘频频，心悸汗出，语言低微，数日未进饮食，故未能解大便，小便也极少，每日200～300mL，色如浓茶。右胸呼吸运动消失，叩之有浊音。下肢浮肿，按之凹陷。苔白腻，舌淡红，脉数无力。全身处于衰竭状态。

辨证属脾阳不运，水湿内停，虚中夹实之证。肺、脾、肾气化不行，则三焦水液壅闭不得宣散，蓄而成饮。而饮之为患，上犯胸肺则为悬饮。用五苓散健脾利湿、通阳化气，共奏化气行水之功。药用茯苓30g，猪苓15g，泽泻15g，白术10g，桂枝15g，桑白皮10g，杏仁10g，木通15g。

服药2剂后，患者小便大增，每日约3000mL。这是患病以来首次利尿，胸水吸收大半，精神转佳，食欲好转，呼吸渐趋平稳。继以原方服用，服6剂后，胸满咳喘诸症消失，精神、食欲均好转，夜间酣睡如常，不咳不喘。继投以健脾利湿之剂，缓补而收功。

按："悬饮"一证在临床上病例颇多，虚实互见。本例属于虚中夹实证，水湿大量停留是其实的一面；形体虚弱，脾失健运是其虚的一面。在治疗时，既要祛邪，还须扶正，若只一味追求利水，如服十枣汤、控涎丹之类竣剂，必致正气愈伤。如单纯滋补，则又因饮邪不去而困脾，脾运不复则水邪不得排出体外，采用了温补脾阳、利水渗湿之法，扶正祛邪则愈。

第二节　腹　胀

腹胀是临床常见的症状。其发病原因很多，治疗方法丰富多样。五苓散治疗范围仅限于气化失常，水湿停滞；或由于脾失健运之功，使气机不畅；或因湿浊不化，留滞于中焦所引起的腹部胀满者。凡此类型的腹胀，一般临床表现为腹部胀满，肠鸣矢气，午后尤甚，食欲不振，食后胀满更甚，厌饮水，小便短少，或大便稀溏，身重乏力，阴天下雨尤甚，或下肢有轻微浮肿、脉沉、舌胖、苔腻等。

【医案】

赵某，男，50岁。体形肥胖，每到秋来即感腹胀，到春夏季节好转，如此持续3年。饭后及阴雨天腹胀的尤为厉害，大便时稀时干，下肢浮肿，身重乏力，食欲不佳。脉沉数，鲜黄细腻之厚苔布满全舌面，据患者介绍3年来舌苔一直如此。初服一般理气、除满渗湿之药，效果不明显。细思此证，虽脉数苔黄，但有食欲不佳、便稀、下肢浮肿、身重乏力等症状，显然是脾失健运，气化不行，水湿阻滞，遂投以五苓散加大桂枝、白术用量，温阳化气渗湿，再加渗利湿热之薏苡仁、木通。药用茯苓60g，猪苓15g，泽泻15g，白术15g，桂枝15g，薏苡仁60g，木通10g。

连服5剂后，似无明显效果，但黄腻之舌苔有所好转，从舌尖部开始消退，约退去全舌面的1/3。按上方原量再服5剂，舌苔继续消退，此时食欲开始好转，下肢浮肿消失，但腹胀似无明显好转。再服五苓散5剂，黄腻之苔完全消退，舌象正常，此时腹胀之症霍然而愈，医者、患者皆感到奇妙，以后概未发作。

按：本例患者以鲜黄细腻之苔布满全舌面，这种舌象充分表明此证为水湿内蕴于胃肠，日久化热，因此一直用利水渗湿之五苓散加减治之。连进10余剂后，虽然腹胀之主证无甚好转，但舌苔已有了明显变化，因此仍守前方继续利湿，最后黄腻舌苔全退，腹胀霍然而愈。此病证在治疗过程中，完全以舌苔的变化为有无效验及立方用药的标准，也就是说是在舌象变化的指示下进行治疗的，终告痊愈。

舌象在中医诊断中占有重要地位，舌象的变化在诊断上有一定的参考价值，此例患者，就充分显示了观察舌象变化的重要性和准确性。

第三节　水肿（肾病综合征）

水肿属西医学肾病综合征者，临床多见，尤其是儿科常见的病证之一，以全身高度浮肿、大量蛋白尿、低蛋白血症、高胆固醇血症为主要临床表现。中医学对水肿病机的认识，主要是因脾虚不运和肾阳不足，肺气失其清降之权，因而使三焦气化不利造成的。其中属肾病综合征者尤以脾肾之阳虚为主要发病因素，由于脾肾阳虚不能运化水湿，水湿泛滥所导致的疾患。本病的临床表现为水肿明显，伴有一系列的脾虚症状，如食少便溏、腹胀肠鸣、倦怠乏力、苔白脉虚弱等。

五苓散治疗本病，对上述类型有一定的效验，但须根据病情适当加减，在此方的基础上一般可酌加一些健脾、温肾、利水之品，效果方好。

【医案】

秦某，女，14岁。全身高度浮肿，尿少10余天，曾服利尿剂等未效，因病情渐重而来求治。

症见颜面及全身高度浮肿，两眼肿得不能睁开，腹胀如鼓，叩诊有移动性浊音，纳呆，恶心，大便闭，尿量甚少，每日100～200mL，下肢重度可凹性水肿。舌质淡，苔白腻。经常规化验，内科确诊为肾病综合征。中医诊断为脾肾阳虚型水肿，即投五苓散加减。药用茯苓15g，猪苓15g，泽泻15g，白术15g，桂枝6g，肉桂6g，薏苡仁30g，大腹皮15g，木通10g。

连服4天后，尿量开始增多，每日10余次，浮肿消退，食欲增加。随病情不断好转，利水药逐渐减少，代之以补益之品，前后共服10余剂，诸症消失，各项检查指标正常。

按：水肿属于西医学之肾病综合征者，以脾肾阳虚不能运化水湿者较为多见，一般除水肿外还伴有不同程度脾肾虚弱的表现。在治疗时可以采用温补脾肾之阳、利水渗湿之法，不应图取效于一时而采用峻烈之剂逐水，使脾阴大伤，正气更虚，往往造成严重后果。特别是由于肺、脾、肾三脏俱虚，三焦气化不利，攻逐后虽然水肿暂时减退，但不久肿势又起，甚至加重。如仍屡屡攻伐，也不能使尿量增加，肿势减退。因而用通阳利水健脾之五苓散加温肾阳之肉桂，泻肺和胃、行气宽中之大腹皮等治之，使脾运健，肾阳复，壅滞通，则不治水而水自利，不消肿而肿自消。

第四节　水　逆

水逆之病名，见于《伤寒论》，曰："中风发热，六七日不解而烦，有表里证，渴欲饮水，水入则吐者，名曰水逆。"

此证为临床上常见的疾患，不独伤寒中风有之，诸杂病中也屡见不鲜，其病程可长可短。凡由于脾胃之阳气不足，不能运化水湿，或饮水过多，不能下行，致胃内停水，症见胃中烦，呕吐清水，或渴欲饮水，水入则吐者均以水逆称之。因气化不行，津液不能上布于口中，故烦渴欲饮，但因胃中水邪充斥，不能下行，无再容受之地，水入则被格拒，所以上逆而吐出。以五苓散为主治之，效果较好。

【医案】

郝某，女，45岁。患心烦呕逆4年之久，伴有纳呆、口干不欲饮水、胃脘烦闷、体倦乏力，每于夜晚24时左右即大发作。发作时烦闷呃逆，头晕，心悸，汗出，大渴欲饮，但稍饮即行吐出，呵欠频频，持续2小时即自行缓解。屡经多方治疗，未见寸效。身体日渐衰弱，遂来求治，除上述症状外，尚有小便欠利，下肢微肿，脉沉而弦，舌质红有老苔的表现。以五苓散加陈皮、半夏调治，先后共服10余剂，诸症消失，继服健脾补气之品，以巩固之。

结语

　　五苓散为通阳化气利水之剂，运用范围颇为广泛，所治疗的病证甚多，不仅限于以上所介绍的几点。此外，如消渴，小便不利，因水邪内停所引起的心下痞满，水湿停于肌表所引起的自汗、盗汗及风湿疼痛等证，用本方随证加减治疗，均有良效。

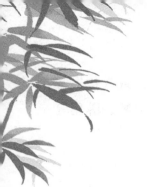

第五章　猪苓汤

　　猪苓汤为渗利方剂中唯一兼有滋润作用的方剂。《伤寒论》中用于主治渴欲饮水、小便不利的病证。本方由茯苓、泽泻、猪苓、滑石、阿胶5味药组成。猪苓、茯苓、泽泻淡渗利水，阿胶滋润养阴，滑石能清热、渗湿、利窍。据《药品化义》载："滑石体滑主利窍，味淡主渗热，能荡涤六腑而无克伐之弊。主治暑气烦渴、胃中积滞、便浊涩痛。"本方是清热利尿滋阴之剂。并且清热泻火而不伤阳，利水渗湿而不伤阴。因具有这些特点，所以在临床上运用较为广泛，疗效也很明显。主要用于治疗以下病证：①阴分素亏，而患水热互结，有诸阴虚之证，小便不利者。②湿热泄泻而口渴者。③阴液不足，复因热邪侵及血分而致尿血或血淋者。

　　日本汉方学家吉益东洞对本方的定义为"治小便不利淋漓，渴欲饮水者；小便淋漓便脓血者（便，指小便）"。汤本求真对此条之按语为"上说能补仲景之不足，故余也从之。以本方用于膀胱尿道之疾患，尤于淋病有奇效也"。

　　综上所述，猪苓汤对以上病证确有明显效果。此外，尚可治疗因热伤膀胱之津，造成膀胱气燥，致气化失常所引起的一切疾患，诸如小便不利、小便失禁、淋秘等病证，效果也颇显著。

第一节　淋　秘

淋秘，也称淋闭、淋涩，始见于《内经》。此证也称癃闭，如《素问·宣明五气》载："膀胱不利为癃。"淋秘、癃闭皆是尿闭或排尿困难，下腹胀满的一种证候。本证包括由膀胱、尿道的器质性或功能性疾病所造成的排尿困难和尿潴留，或由于各种原因引起肾功能减退或衰竭而造成的尿量极度减少等。导致淋泌的原因很多，临床所见则不外虚证和实证两类。虚证多因肾阳虚，气化失常等；实证多因湿热之邪深入下焦，壅滞于膀胱，致膀胱气化不利，出现尿急、尿频、尿痛、尿血、腰痛、恶寒发热、口渴能饮等症。治以猪苓汤清热利湿，养阴润燥，邪热得清，则诸症自愈。因而本方适用于实证。

【医案】

张某，男，40岁。患者突然出现恶寒发热，并有腰痛、尿频、尿急、血尿等症。尿常规检查示尿蛋白（++），红细胞、白细胞满视野，脓细胞（++）。内科诊断为急性肾盂肾炎。患者舌红，苔黄，脉实大而数。辨证为淋秘湿热型，邪盛正实。治以清利湿热为主，兼养阴润燥。方以猪苓汤加泻肾火、养肾阴的知母、黄柏。服1剂后寒热退，血尿减，尿频、尿急诸症都有不同程度的减轻。2剂后，患者自觉诸症基本消失。5剂后，尿常规检查示仅有少量白细胞。又服2剂，尿常规正常，痊愈。

按：猪苓汤治疗淋秘有以下特点：淋秘证既有热邪耗伤真阴，血络受伤；又有湿邪蕴滞影响膀胱气化。猪苓汤既能清利湿热，又能滋阴养血，故疗效较为理想。

本例患者开始发病时，即有很明显的恶寒发热表现，以猪苓汤清利湿热，加黄柏、知母以清泻肾火，仅服1剂，寒热顿消。不仅此例如此，笔者观察不少病例，皆是如此。即凡此病刚开始出现表证者，莫不由于湿热作祟，但也不必再用任何解表药治疗，迅速清利湿热，诸症即可迎刃而解。

第二节　尿　血

尿血是血经尿道排出而无痛感，《内经》称为溲血、溺血。如《素问·气厥论》说："胞移热于膀胱，则癃、溺血。"《素问·四时刺逆从论》言："少阴……涩则病积溲血。"《金匮要略·五脏风寒积聚病脉证并治》指出："热在下焦者，则尿血。"本证的形成有虚实之分，实者多因热蓄肾与膀胱、心肝之火下移膀胱，损伤脉络，致营血妄行而尿血；虚者因脾肾两虚，固摄无力，或阴虚火旺，灼伤脉络以致尿血。临床上实证发病多暴急，尿血鲜红，伴有尿道热涩感，虚证多属病久不愈，尿血淡红而无热涩之感。治疗虚证宜滋阴降火、补益脾肾，实证则应清热利湿、养阴止血。猪苓汤治疗实证者多可获效。

【医案】

张某，男，30岁。由于夏日长途跋涉，暴于烈日之下，又无水可饮，次日即发现尿中带血，到午后排出的全是血尿，不能畅利解出，并有热涩感。诊得脉象大而数，舌上少津，口渴能饮，身热微汗。证属热邪侵入下焦血分，血络受伤，予猪苓汤加黄柏、知母、栀子、木通，连服3剂痊愈。

按：本例患者为实热之邪犯于下焦血分，损伤血络而引起尿血，治以猪苓、茯苓、泽泻、滑石清热利湿，阿胶养阴止血润燥，再加入黄柏、知母清泻肾火而养肾阴。但因邪热炽盛，单以此方治之，未必能胜任，于是又加入清热利小便的栀子、木通，以加强清热利湿的作用，因此取得速效。

第三节　小便不禁

本病为小便不能自止，经常遗尿，淋漓不断的一种病证。《内经》称为"遗溺"。如《素问·宣明五气》指出："膀胱不利为癃，不约为遗溺。"《灵枢·本输》指出三焦也存在"实则闭癃，虚则遗溺"。这都说明，小便不禁可由膀胱气化不利所致，而膀胱的气化又和三焦密切相关，其中尤以下焦最为重要。造成膀胱和三焦气化不利的病因是多方面的。其病机大致可分虚实两个方面。猪苓汤适应于实证，即热邪侵入膀胱，损耗膀胱津液，致膀胱气化不利，不能制约小便而自遗。以猪苓汤清利湿热，养阴润燥，使其气化恢复正常，则小便失禁自愈。

【医案】

王某，男，45岁，司机。因夏日长途行车，饱受暑热、饥渴之苦，数日后，出现小便不能控制而自遗，尿量不多，点滴淋漓。并伴有口干舌燥、身微热等症。是为夏日伤暑，暑热之邪留于膀胱，致膀胱气化失常，不能约束小便而成，给予猪苓汤，5剂而愈。

按：由热邪伤津致膀胱气燥，既可造成小便不利，也可造成小便失禁，猪苓汤能清热润燥，故小便失禁和小便不利用之皆效。

【附】肾结核案

郭某，男，36岁。患尿频、尿急、尿痛、尿中带血，反复发作，近2年之久，并伴有腰痛、口渴能饮、易汗等症。经内科诊断为右肾结核，建议手术治疗。患者不愿接受手术，要求服中药试之。

患者面色苍白，两颧潮红，口干欲饮，但不能多饮，五心烦热，食欲不振，心悸，易汗，每天小便40次，尿中带血，影响睡眠。脉数无力，舌红少苔。

处方：猪苓30g，泽泻15g，茯苓15g，阿胶15g，滑石12g，黄柏10g，知母10g。水煎服。

服5剂后，小便次数由原来每天40多次减少到20多次，潮热易汗也有所缓解，但尿中带血比以前加重。前方加黑栀子10g，当归15g，牡丹皮10g。继服5剂后，尿中已不带血，小便次数减至每天10余次，其余诸症皆有不同程度好转。宗此方加减出入，共服50余剂，症状基本消失。照此方配制丸药1剂，以资巩固之。

结语

猪苓汤为养阴清热利水之剂，其中有止血的阿胶和清热利尿的滑石，所以用来治疗由于实热之邪侵入下焦血分引起的尿血、血淋等证效果甚好。此类病证为热邪侵入下焦，最易耗伤膀胱与肾之阴液，津枯气燥，失去制约小便的功能。用本方治疗此类病证，加清下焦之火和养肾阴的黄柏、知母，效果优于原方。

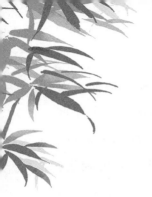

第六章　乌梅丸

　　乌梅丸是《伤寒论》中用以治疗"蚘厥"的方剂，又主痢。本方能温脏安蚘，用以治疗蚘厥，最有卓效，后世治蚘方剂多从此方化裁而出。实验研究显示，本方用于治疗胆道蛔虫病，能使蛔虫麻痹，增强胆汁分泌，弛缓胆道口括约肌，使胆道蛔虫退回十二指肠。本方以酸收的乌梅为君，所以又能兼治久痢。乌梅丸为寒、热、苦、酸、辛并用的复方，除能制蛔虫外，还可治疗寒热错杂之证。《医宗金鉴》曰："此药之性味，酸苦辛温，寒热并用，故能解阴阳错杂，寒热混淆之邪也。"柯琴说："乌梅丸为厥阴主方，非只为蚘厥之剂矣。"

　　本方的药物组成：乌梅300枚，细辛180g，干姜300g，黄连480g，当归120g，附子180g（炮，去皮），蜀椒120g，桂枝180g（去皮），人参180g，黄柏180g。

　　"共十味，异捣筛，合治之，以苦酒渍乌梅一宿，去核，蒸之五斗米下，饭熟捣成泥，和药令相得，内臼中，与蜜杵二千下，丸如梧桐子大，先食饮服十丸，日三服，稍加至二十丸，禁生冷、滑物、臭食等。"

　　方中以乌梅为君，具有收敛生津、安蛔驱虫的功效，可治久咳、虚热、烦渴、久疟、久泻、痢疾、便血、血崩、呕吐等。《日华子本草》言乌梅"涩肠止痢，止休息痢"。《本草求真》谓乌梅"酸涩而温。似有类于木瓜。但此入肺则收。入肠则涩，入筋与骨则软，入虫则伏，入于死肌、恶肉、恶痣则除，刺入肉中则拔，故于久泻久痢，气逆烦满，反胃骨蒸，无不因其收涩之性，而使下脱上逆皆治"。以乌梅之酸，椒、姜、桂、附及细辛之辛，黄连、黄柏之苦，酸、辛、苦合用各有所宜，加人参、当归补益气血，虽寒热错杂，但温脏固脱之力居多。经临床实践证明，此方运用范围甚为广泛，对虚实兼有、阴阳错杂、寒热混淆的病证，尤为有效。

本方适用于以下病证：①脏寒：蛔虫动作，上入隔中，烦闷呕吐，时作时止，得食即呕，常自吐蛔，谓之虫厥。②治胃腑发咳，咳甚而呕，呕甚则长虫出。③腹痛饮冷，睾丸肿痛，颠顶痛。④反胃之坏证，以半夏、干姜、人参丸料，送下此方有奇效。⑤治产后冷热痢，久下不止。

乌梅丸除对上述病证有效外，尚可治噤口痢、吐酸吞酸、寒呕、阴阳易等病证。

第一节　噤口痢

噤口痢之名，见于《丹溪心法》，指患者既下利，又不进饮食，或呕吐不能食。多由疫痢、湿热痢演变而成，或见于疫痢、湿热痢病程中的某一阶段，是痢疾比较严重的证候。多因湿热病毒蕴结于胃肠，邪毒亢盛，胃阴受劫，胃气被逆，因而不能食而呕吐，湿热之毒扰于肠道，传导失常而下脓血。若久病脾胃之阳两伤，输化无权，胃失和降，或因过服寒凉之药，胃阳受伤，胃虚寒则不受饮食，故不食而呕吐，肠中湿热病毒羁留不去，故下利不休，形成上寒下热、寒热错杂的状态，造成治疗上的困难。温补脾胃之阳，有碍肠道之湿热；清热行滞，去肠中湿热之毒，更伤脾胃之阳。所以，单纯温补、清下皆非所宜。

　　乌梅丸为攻补兼施、寒热并用的方剂，用于治疗噤口痢属久病脾胃虚寒不能进食、得食即吐、便下脓血不止者，有一定的效验。《伤寒论》第338条曰："蛔厥者，乌梅丸主之。又主久利。"所谓"久利"，并非泛指经年累月不愈的下利证，就可用本方治疗。此久痢须是脾胃之阳受伤，肠中湿热仍留，属寒热错杂者，为用本方的指征。

【医案1】

　　黄某，女，67岁。虽然年高，但平素身体尚健。2年前患下利，断续发作，发作时日下10～20次，好转时也尚有三五次。便下物为脓血掺杂，伴有腹满而痛，曾有过里急后重，现已不明显，以前胃纳尚可，近1个多月以来食欲大减，间有得食即吐，或食后5～10分钟即呕吐，喜热饮，但饮不多，小便短赤，精神疲惫。脉沉而涩，舌质稍红，苔白腻。据此脉证，诊断为湿热痢，病久伤及脾胃之阳，因此不能食而呕吐；湿热之邪未去，羁留于肠道，故便下脓血，属虚实寒热皆有之证，予乌梅丸2剂。

乌梅15g，细辛3g，干姜6g，黄连6g，当归6g，炮附子6g，蜀椒3g，桂枝6g，党参15g，黄柏10g。水煎服，日1剂。

服药后，病情不但毫无改善，诸症反而有不同程度的加重，腹胀满痛尤甚，后改用他法治愈。

【医案2】

乔某，男，48岁。农民。秋季患下利，延至第2年春天未愈，服过不少中西药物，时轻时重。曾2次住院治疗，其间诸症好转，但出院不久即复发如前。日下脓血便10余次，其中夹有未消化之食物，腹痛绕脐，有轻微的里急后重。3个月来饮食渐减，特别是近半个月胃纳更差，有时竟日仅勉强进食二三两，间作食后呕吐，不欲饮水，精神不振，卧床不起。脉迟而弱，舌淡少苔，手足不温。证属脾胃阳虚，运化无权，又兼湿热久留肠道而不去，为寒热错杂之证，试投以乌梅丸加减治之。

乌梅15g，细辛3g，干姜10g，黄连6g，当归15g，制附子6g，蜀椒3g，桂枝10g，党参15g，黄柏10g，白芍10g，炙甘草10g。水煎服，日1剂。

服3剂后，呕吐停止，食欲好转，下利减去十之七八。照此方稍有化裁出入，共服5剂，诸症悉愈。观察半年，概未复发。

按： 从上述2个病例中可以看出，乌梅丸治久痢有效者，也有不效者。虽同为下利，经年累月不愈，也都有虚实寒热的证候，但医案1患者服药后病情加重，医案2患者服药后疗效甚好。其原因是前者虽为噤口痢，从舌脉辨证，为中阳稍虚，湿热尚盛，以实证为主，即实多于虚，热盛于寒，而乌梅丸之药物组成是温补之品多于苦寒之品。所以服药后更助长邪热，因此不仅无效，反而加重病情。后者虽未及黄某之年高，也没有其病程长，但除共有的呕吐不食和下利外，最显著的不同是彼为舌红苔腻，此为舌色淡白少苔；彼脉为沉而涩，此脉为迟而弱；彼无手足不温，此则有之。根据脉、舌、症的辨证，后者虽也为寒热错杂之噤口痢，但以脾胃虚寒为主，以湿热为次，故用乌梅丸治疗迅速获效。

由此看来，乌梅丸之治疗久痢，既要注意到有寒热错杂的病理因素，更要注意到以偏于虚寒甚者更为适宜。

第二节　吐酸吞酸

吐酸之名，见于《素问·至真要大论》，又称噫醋，酸水由胃中上泛。若随即咽下，称为吞酸，随即吐出，则称吐酸。方隅《医林绳墨》言："吞酸者，胃口酸水攻激于上，以致咽嗌之间，不及吐出而咽下，酸味刺心，有若吞酸之状也。"吞酸、吐酸的辨证论治相似。有因宿食不化，或胃中痰火者，有因肝气犯胃者。脾胃虚寒，肝火犯胃，即寒热因素并存者，临床上更为多见，多用左金丸加减治之，也颇获效。但对病程长，病情较重的吐酸证，效果不太理想。乌梅丸治疗此种类型的吐酸、吞酸收效甚速。乌梅丸以乌梅为主药，乌梅性温，味酸，以酸治酸是否有助长产酸之弊，通过临床观察发现只要是脾胃虚寒、肝火犯胃这一类型的病证，从未发现这种不良反应，这也是乌梅丸诸药配伍的巧妙之处。《素问·至真要大论》曰："厥阴之胜，治以甘清，佐以苦辛，以酸泻之。"乌梅丸之诸药配伍，即此意。

【医案】

贾某，男，54岁，干部。在战争岁月中，生活十分艰苦，饥饱寒热不适，于是患有吐酸吞酸证，一直延续了20多年没有治愈。近二三年来发展较为严重，饮食稍不注意，或气候有变化，或食糖之类，即吞酸难耐，或大口吐酸水，近1年来尤为严重，几乎每日如此。中西药物服过无数，未曾治愈，每日于饭后1小时服苏打粉抑制。食欲欠佳，胸腹胀满，暖气，有时头晕耳鸣。舌苔白腻，脉沉滑。诊断为脾胃阳虚，肝火犯胃。以乌梅丸治之。

乌梅100g，细辛15g，干姜30g，黄连40g，制附子30g，当归20g，蜀椒12g，桂枝15g，党参50g，黄柏20g。上药共为细末，炼蜜为丸，每丸重9g，日服2丸，早晚各1丸，温开水送下。共服1个月，吐酸吞酸痊愈，再未复发。

按：本例患者属脾胃虚寒、肝火犯胃之证，服乌梅丸获效。本方也应用于多年吐酸吞酸的患者。并不完全具备脾胃虚寒、肝火犯胃的病机，也能获效，但用于偏寒者，效果较好。

第三节　寒　泄

"寒泄"之名，见于《丹溪心法》，又名寒泻、鹜溏。因寒邪客于肠胃，或肠胃阳虚气寒所致。症见肠鸣，腹胀痛，便下稀水，或色如鸭粪，或食物不化，或便下青黑，四肢逆冷，口不渴，脉沉迟。治宜温中散寒。用附子理中汤、大已寒丸等治疗，均可获效。如病程过久，或兼有热邪错杂者，用乌梅丸治疗，效果满意。

【医案】

郝某，男，55岁，干部。患泄泻4年，日下10余次，他医给服理中丸、四神丸等，未曾治愈。又服过不少温中健脾固涩之品，效果仍不明显。经内科诊断为慢性结肠炎，经服西药（药物不详），也无显效。

就诊时每天可泻下10余次，有时不能控制而自遗，泻下物大部分形如鸭粪，夹有完谷。肠鸣腹胀，矢气多，食欲欠佳，口干舌燥，唇现鲜红色，头上布满丘疹，瘙痒难忍（据说是服附子太多引起的不良反应）。脉弦数，舌尖红，有黄薄苔。诊断为下元虚寒，传化失常，虚不固摄，兼久服辛热之药，致上焦燥热，为寒热错杂证。以乌梅丸加减治之。

乌梅20g，细辛3g，干姜6g，黄连6g，炮附子3g，当归10g，蜀椒3g，桂枝6g，党参15g，黄柏10g，栀子10g，炙甘草15g。水煎服，2日1剂。

服5剂后，每天泄泻次数减至四五次，其他症状也有不同程度好转。原方共服20余剂痊愈，随访半年，未见复发。

按：本例患寒泻，数年来前医一直用桂、附、吴萸、干姜之类温阳祛寒，而效果不显著，并引起不良反应，又用诃子、粟壳等固涩，也无济于事，最后以乌梅丸收效。细推敲此案之泄泻证，并非纯属虚寒所致，其中夹杂实热之邪，为寒热错杂之证，故单纯温补固涩难以取效。

第四节 阴阳易

"阴阳易"之名，见于《伤寒论》。《诸病源候论》认为男子与患伤寒而未完全康复的妇人房事后得病，名为阴易；妇人与患伤寒而未完全康复的男子房事后得病，名为阳易。近人也有认为阴阳易指患伤寒未完全康复，因犯房事而发病者。巢元方之论，未能验证，但阴阳易这个病种临床上确实存在，和他所说完全不同。阴阳易是患伤寒热病，尚未痊愈，气血未复，阴阳不固，而犯房事，复夺其精血，以致病复。其症见身体沉重，少气，小腹里急或引阴中拘急，热上冲胸，头重不欲举，眼中生花，膝胫拘急。这些证候不一定都出现，但主要证候如身体沉重无力，小腹里急，引阴中拘急，热上冲胸，则为辨证依据。在治疗方面，仲景虽有烧裈散之设，但目前对此方还无法理解，故未运用，而是用乌梅丸治验。

【医案】

曹某，男，34岁，农民。1年来患小腹里急，牵引阴中拘急，前来就诊。患者自诉，1年前高热治愈后遗少腹拘急，好像有一条绳索打着一个结在牵扯着，并牵扯到阴茎，终日如此，致使阴茎勃起不能满意。经多方诊治，多以阳痿论治，至今未愈。

患者精神不振，气怯懒言，少腹拘急，波及阴茎，每到下午自觉有一股热气从胃口向胸部上冲，食欲欠佳。不否认于去年热病将愈之时，屡犯房事。脉浮大而缓，舌色淡而胖，有齿痕。据此脉证与《伤寒论》阴阳易甚相吻合，虽无眼中生花，膝胫拘急，但所出现的证候也足以证明。遂以乌梅丸（中成药）治之，日服2丸，服一个半月后，上述症状完全消失，唯阴茎勃起仍不能满意。后停药，自己调理。

按：笔者用乌梅丸治阴阳易仅3例，而且其中2例证候还不太典型，有待继续验证。

结语

乌梅丸在《伤寒论》中的剂型是丸剂，但临床上除沉疴痼疾外，多用煎剂，收效既好且速，从未有过任何不良反应。

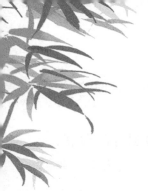

第七章　真武汤

　　真武汤是张仲景用于治疗阳虚不能化水所引起的湿聚水肿病证的处方，为温阳化水之剂，由附子、白芍、白术、生姜、茯苓5味药组成。本方被历代医家用于治疗因肾阳虚衰而导致的阴水。方中附子大辛大热，温肾阳以祛寒邪。张元素说："附子以白术为佐，乃除寒湿之圣药。湿药少加之引经。""益火之源，以消阴翳，则便溺有节，乌附是也。"生姜温散水气，助茯苓、白术利水。汤本求真云："生姜主治由水毒之上逆。此药下降水毒，兼有利尿作用。"《本草备要》载："生姜辛温，能消水气。"附子、白术、茯苓、生姜合用，具有明显的温脾肾之阳、行水利湿消肿的作用。白芍能和营敛阴。《伤寒论正义》曰："逐水气之剂，未有如芍药者。"《名医别录》载："白芍通顺血脉，缓中，散恶血，逐贼血，散水气，利膀胱、大小肠，消痈肿。"白芍配合于上药之中，既可避免姜、附辛燥之不良反应，又能加强利水作用。

　　本方多用于治疗以下病证：①脾肾阳虚，水湿内停，小便不利，肌体浮肿。②脾肾阳虚，小便不利，四肢沉重疼痛，恶寒腹痛，下利。③慢性肠炎、慢性肾炎、心源性水肿等辨证属脾肾阳虚者。④水饮与里寒合而咳嗽。⑤损伤大量汗液后引起的肢体震颤。

不论何种原因引起的水肿，只要发展到肾阳虚衰、阳虚不能化水的阶段，在治疗方面必须以温阳为主，兼利水湿，阳盛则水行。如果置阳虚于不顾，单纯用利水之剂，以求一时之效，则会加重肾气损伤，对病不但无益，反而会造成不良后果。古人治疗水肿有四大法则，即开鬼门、洁净府、实脾土、温肾阳。用真武汤治疗阳虚水肿，即温肾阳之大法也。

第一节　水肿（属肾阳虚者）

肾阳虚水肿可见于西医学的慢性肾炎、肾病综合征，以及心、肝等疾病的后期。症见水肿不消、面色萎黄、手足厥冷、舌质胖淡、苔薄白、脉迟细等一派虚寒表现。此为病久，肾阳虚衰不能温化水气，致三焦气化不行，水湿潴留，不能排出，如用峻烈的利尿逐水剂，不仅无效，反而会损伤肾气，导致病情恶化。用真武汤温阳利水，为扶正祛邪之法。

【医案】

王某，男，50岁。3年前患周身浮肿，经内科诊断为急性肾炎，经治疗，症状基本消失，后遗尿中反复出现蛋白（+++），有时下肢轻度浮肿，伴有精神倦怠、食欲不振、喜热怕冷、腰酸腿困、脉沉迟而弱、舌淡苔白等症。如此反复3年之久，虽经多方治疗，但终未彻底治愈。予真武汤为主配成丸药，服用1个月后，浮肿消退，尿蛋白（＋）。又服此丸药1个月，诸症悉除，尿蛋白（－），其后一直很健康。

按：本例患者患急性肾炎，经治疗，临床症状基本消失后，唯尿中蛋白反复出现，3年来以中西药物治疗未愈。结合当时患者的自觉症状和舌脉，全是一派肾阳虚之象，因而用真武汤以温补肾阳。又考虑病程已久，非朝夕可以取效，宜缓缓收功。故不用汤剂，而用真武汤为主制成丸药久服，逐渐使肾阳复振，气化正常，水湿得以排泄。即所谓"益火之源，以消阴翳"的疗法。服药共2个月之久，彻底治愈。随访半年，未见复发。

第二节　水肿（属脾肾阳虚者）

通过各种化验检查，找不出任何病理改变的水肿病患者，在临床上经常能遇到。这种病证，大都是病程长，水肿顽固，反复不愈。如果患者出现手足不温、脉迟缓无力、唇淡口和之脉症，即符合脾肾阳虚之水肿。以真武汤为主治之，效果颇为满意。

【医案】

赵某，男，49岁。周身浮肿2年多，经服消肿利尿之中西药物，浮肿即好转或消失，但时隔不久，仍然复发，而且肿势日益加重，再服消肿利尿之剂，作用不大，经多次及多方面检查，找不出致病原因。

患者重度水肿，腹大如釜，小便点滴不利，稍进饮食即感胸下痞闷不适。脉沉迟无力，舌淡而胖，苔薄白。诊断为脾肾阳虚，不能化水，而致水湿潴留。当以温阳之法，缓缓图之。以真武汤为主，连服10余剂，浮肿基本消退，后以此方配制丸药，服3个多月，再未发作。

第三节　白带（属虚寒者）

由于种种原因造成脾肾阳虚，致水湿不化，而为寒湿带下，症见带下质稀，状如蛋清，量多而无臭味，小腹冰冷，兼有月经后期，或手足冷、下肢浮肿，舌淡苔白，脉沉细迟弱等虚寒表现者，用真武汤加吴茱萸或桂枝，效果良好。

【医案】

宋某，女，46岁。患带下3年之久，久治不愈，量多，色清，质稀，不臭，伴有恶寒、体倦、腰困腿酸、四肢厥冷、食欲不振，下肢有时浮肿，大便稀，小便清长。予真武汤治疗，药用熟附子15g，白术15g，茯苓45g，白芍12g，生姜15g。水煎服，日1剂。5剂后症状有所改善，手足稍温，白带也较前减少，宗此方加减继服20余剂痊愈。

结语

真武汤治疗慢性肾炎，当临床症状基本消失后，只遗留蛋白尿反复出现。在此情况下，不必具备脉迟细、手足厥冷之虚寒表现，即使与此相反，脉盛气壮，手足温暖，也可用此方治之，同样有效。不过须加大白芍用量，或酌加少许黄芩，以缓附子之燥热。

真武汤治疗带下属虚寒者，有良好效果。笔者观察了不少病例，不仅能治愈带下，而且可以改善一系列的虚寒症状，不过须多服，药物配伍及剂量加减要恰当，方能有效。

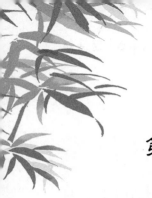

第八章　侯氏黑散

　　《金匮要略》中的侯氏黑散，多少年来没有被人重视，古代医籍文献（除《外台秘要》载治风癫外）及现代临床报道，很少见到对此方的正确论述，以及临床运用和评价。诸如陈修园、尤在泾辈，虽对此方有过解释，但都偏重于补虚填窍之说，只是以经解经而已，对其真正价值未能解透，导致这一在临床上有实际疗效的方剂销声匿迹，无用武之地，诚为憾事。仲景创立此方，并列为治疗中风之首方，绝非偶然，而是有其深刻的意义。《金匮要略·中风历节病脉证并治》中载："治大风，四肢烦重，心中恶寒不足者。"对此方仅有此一条论述。但我们在这一启示下，结合该方的药物组成，用于临床，治疗原发性高血压，获得了显著疗效。

　　《金匮要略》载侯氏黑散的药物组成：菊花四十分，白术十分，细辛三分，茯苓三分，牡蛎三分，防风十分，桔梗八分，人参三分，矾石三分，黄芩五分，当归三分，干姜三分，川芎三分，桂枝三分。其中以菊花为君，用量极大，本药有散风、清热、除烦、止头痛、清头目、治眩晕之功。《本草正义》载："凡花皆主宣扬疏滞，独菊花则摄纳下降，能平肝火，息内风，抑木气之横逆。"《神农本草经》载"主风头眩者，以阴虚阳浮，气火升腾，肝风上扰之眩晕言之，非外来风邪，令人眩也。肝火直上顶颠而为眩、为肿、为痛，阳焰直升，其势最暴。凡是头风作痛，无非内火内风震撼不息，而菊花能治之，非肃降静镇迥异寻常者，殆难有此力量"。又据《中药大辞典》介绍，菊花治高血压有效。综合以上文献，菊花所治病证与高血压的证候颇有相似之处，在侯氏黑散中和其他药物配伍，有清热化痰、化浊活血、通瘀散湿扶正的作用，用于高血压患者有不同程度的疗效。

【医案1】

赵某，男，58岁，农民。患者虽为农民，但因会杀猪宰羊，平常喜食肥甘厚味，其身形胖大，腿粗腰圆，肌肉丰满，素无他疾。近日两腿疼痛而来院就诊，查血压220/140mmHg，住院治疗，予西药降压，并配合服侯氏黑散汤剂，每日1剂。服药4剂后，血压降至170/120mmHg。后因故停服中药1周，仅以西药治疗，血压则不再下降。又加服侯氏黑散4剂，血压降至150/110mmHg，后又停用中药，尽管使用各种西药降压，但血压一直停留在此水平，不再下降。又复以侯氏黑散治疗，血压继续下降至140/110mmHg，住院期间，其两腿疼痛随着血压的降低而逐渐减轻。出院时，两腿基本不痛。出院回家后，又将侯氏黑散制成散剂继服，每天12g，血压一直稳定在140/110mmHg。随访5个月，再未复发。

按：本病例证实了侯氏黑散确有降血压的作用，并且进一步证实了在某些情况下其降压作用优于西药。

【医案2】

尚某，男，60岁。患者身体肥胖，患高血压10余年，收缩压经常波动在190～220mmHg。自觉头昏，手足麻木，步履艰难。近1年多来，语言涩滞，行动迟缓。经常服用"脉通""益寿宁""降压灵"等药品，但只能将血压暂时降低，停药后又升高。后予侯氏黑散180g，研为细末，凉开水送下，日服2次，共服半个月，服完后血压降至180/120mmHg。此后患者对此药颇具信心，长期服用，血压一直稳定在110～160mmHg。

结语

高血压是慢性疾患，非短时间能治愈。如症状不太迫切，可将本方研为散剂，日服12～15g，缓缓收功，以资巩固疗效。如病情严重，刻不容缓时，除配合西药降压外，可将此方用水煎服，菊花可用60g，其他药物用量按比例类推。

目前，笔者用侯氏黑散治疗高血压的病例不多，也缺乏系统观察，究竟效果能达到何种程度，尚在探讨之中。但对方中药物的剂量比例，最好不要进行无原则的更改，尽量保持原量，以便观察。

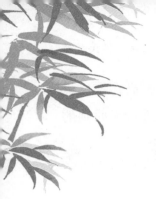

第九章　苦参汤

　　苦参汤是《金匮要略》用于治疗狐惑病中前阴腐蚀的外用药，仅用苦参一味，煎汤熏洗。而非指《备急千金要方》中以苦参、地榆等8味药组成的苦参汤，也非《疡科心得集》中以苦参、蛇床子等组成的苦参汤。

　　苦参有清热、除湿、杀虫的作用。《滇南本草》载："凉血，解热毒、疗癫、脓窠疮毒。疗皮肤瘙痒、血风癣疮、顽皮白屑、肠风下血、便血。"《中华人民共和国药典》介绍苦参粉配以枯矾、硼酸等以行局部治疗，可治滴虫阴道炎。本方可以治疗由湿热蕴毒引起的前后阴腐蚀溃烂，并可治疗妇女由湿热带下及其他原因引起的外阴瘙痒。

　　用法：苦参60g，水1斤，煎30分钟，熏蒸外阴，每日约熏1小时即可，苦参可用2次后再换新药。但只可以气熏，不可用药汁洗患处，否则会刺激皮肤，反而不易治愈。一般外阴瘙痒患者，熏一两次即可见效。

【医案】

　　梁某，女，35岁。患白带下注3年之久，近1年来加重，并发外阴瘙痒难忍，经妇科检查，诊断为滴虫阴道炎。经用"灭滴灵"等治疗2个疗程，效果不明显。后用苦参汤熏，每晚熏1小时，兼服清热利湿之中药，2周后，带净痒止。又经妇科数次检查，阴道未见滴虫，而且炎症亦愈。

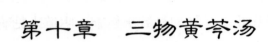

第十章　三物黄芩汤

三物黄芩汤由黄芩、生地黄、苦参3味药组成。《金匮要略》载主治妇人产后烦热。《千金方》用以治疗天行热病。《类聚方广义》曰："三物黄芩汤治血脱，郁热在里者。曰四肢苦烦热者。"郁热原为实热，烦热为虚热，可见此方既可清郁热，又能治烦热。在临床上笔者常用其治疗女性每到春夏季所见的手足心烦热之证，每多获效。

发热一证，虽然病因病机十分复杂，但总的说来，可分为虚实两大类型，实热多因外感，热邪侵袭，虚热莫不因血亏津伤所致。

春夏季患虚热者，平素即有邪热内伏久羁而造成阴津暗耗，阴虚血燥。每至春夏二季，气候渐暖，干燥不润，致人体津血更加耗损，而出现一系列虚热之证，如手足心烦热难忍，午后和夜间较重，睡眠不佳，心悸、心烦等症。故此证既有郁热内伏日久而造成的烦热，又有因阴虚火旺而引起的潮热，此为虚中夹实之证。在治疗上不论单纯养阴还是单纯清热，都有其片面性，不可能完全治愈。用三物黄芩汤治疗此证，使邪热清而阴津复，烦热自愈。兹举二例简介如下。

【医案1】

韩某，女，23岁，每年春季即出现手足心烦热，已三四年之久，伴有心悸、心烦、失眠、盗汗、纳呆、倦怠等症。曾用一般滋阴之品，诸如鳖甲、知柏、沙参、地骨皮等药治疗未获效。年年春夏如此发作，待到立秋以后，天气凉爽则逐渐好转。诊得其脉弦而数，舌红，苔薄黄。予三物黄芩汤治疗，前后共服10剂，诸症痊愈。次年春天仍有复发，再以此方治之，数剂而愈。后随访3年，未见复发。

【医案2】

沙某，女，38岁。10年前生产后，出现五心烦热，经多方治疗获愈。但以后每年二三月间即感到周身烦热，手足心尤甚，至10月后逐渐热退身凉。10余年来一直如此，虽经断续治疗，未见好转。发热期间，伴有口渴能饮、咽干、舌燥、皮肤枯槁、瘙痒、大便燥结等症。脉数有力，舌红，苔白。投以三物黄芩汤20余剂，诸症悉愈。随访3年，未曾复发。

结语

本证之因，既有邪热内伏之实邪，又有阴津耗损之阴虚血燥，故在治疗时如单纯用苦寒清热之剂，有弊无利。因这类药物具有伤阴的不良反应。长期低热，阴津本已耗损，如再投以苦寒之品，必致阴津更伤，热必不除。如单纯滋阴，因无祛实热之作用，故邪热不清而热仍不退。本方既有苦寒之黄芩、苦参能清热，又配以生地黄凉血养阴，清热而不伤阴，邪热去则津液复，烦热自愈。

另外，这一类型的低热，不独是女性所患，男性或儿童也有患此证者，不过发病率远低于女性。在治疗方面，概以三物黄芩汤治之，大都能获效。

第十一章　芍药甘草汤

芍药甘草汤一方，在《伤寒论》中仅以治疗太阳病误服桂枝汤而使阴阳皆伤，经过治疗阳虽恢复，而营阴仍不足，无以养筋，致脚挛急一证。此外别无所载。但临床运用本方治疗的病证，不仅如此，其治疗范围较为广泛，具体有：①专治营中之虚热，其阴虚阳乘至夜发热，血虚筋挛。②治湿热脚气，不能行走。③治足弱无力，行走艰难。④治腹痛。

本方的药物组成仅芍药、炙甘草两味，看似简单，但如能加减适宜，灵活运用，效果有出乎意料者。芍药能滋阴液、和血脉、养筋脉、解痉挛，炙甘草补中缓急。二者合用共为酸甘化阴之剂，能柔肝养阴、滋养血脉而解痉挛，还可强壮筋脉，以治筋脉弛缓而无力。

人身之筋脉强壮有力，刚柔相得，运用屈伸灵活自如，都要依靠阳气之温煦，阴血之濡养。一旦气血失调，筋脉失其濡养，则会产生各种病患。由于邪伤阴液，致筋脉失养，既可导致筋脉的枯槁而发生挛急之证，又可导致筋缓而松软无力，不任使用。在治疗方面，凡属于此种病机的，概以和血养阴、濡养筋脉为治法。

芍药甘草汤，一方能兼二用，既可治疗因伤阳而致的筋挛，又可治疗因伤阴而致的筋缓诸证。对因肝阴不足、肝血亏损引起的筋痿也有一定疗效。

鉴于上述情况，笔者在临床上曾将本方运用于治疗重症肌无力及多发性神经炎的患者，虽然未必能治愈，但对其症状的改善有一定作用。

第一节　筋　痿

肝主筋，藏血。下肢无力之筋痿的发生主要与肝的功能失调有关。如果邪热久羁，耗伤阴液，致使肝阴亏损，肝血不足，则筋脉失其所养而弛缓无力，日久可致四肢痿弱不用，形成筋痿之候。用芍药甘草汤治疗此病，大抵可以获效。

如果病情较轻，行走无大碍，仅走远路及爬坡、上楼梯时感到下肢酸软无力，上肢不能举重物等这类的病证，用此方适当加减治疗，见效较速，治愈率较高。如果病情较重，站立不稳，行走困难，步履不能自持，困卧床第者，单纯用本方治疗，似不能胜任。须和其他药物配合，多服久服，虽不一定在短时间治愈，但对改善症状有明显的效果。

【医案1】

张某，男，55岁，农民。自觉四肢无力1年余，每行走超过1千米的路程即感到两腿酸软无力，不听使唤，须坐下来休息数十分钟后才能继续行走，上肢也不能举重物。患病以来服过不少滋补药品，如虎潜丸、健步丸之类，毫无效验，且病情日益加重。

患者四肢软弱无力，脉弦而数，但还可走近路、拿轻物，其他方面均属正常。予芍药甘草汤原方，芍药45g，炙甘草30g。前后共服20余剂，上下肢再无痿软无力之感，诸症恢复正常。

【医案2】

任某，女，47岁。经内科诊断为重症肌无力，住院月余症状无甚改善，遂改用中药治疗。

患者于半年前出现两侧咀嚼肌无力，继而四肢无力，不任使用，两眼睑下垂，颈项不能自持，终于困卧床榻，翻身、大小便都不能自理，须人扶持。患者四肢瘫软无力，坐立皆须人扶持，时时自汗，面色微微潮红，喘息吐痰。胃纳尚可，二便正常。脉数大无力，镜面舌，有裂纹。证属阴血亏损，津液枯竭，筋脉失养，弛缓不用。

处方：白芍40g，炙甘草30g，党参15g，乌梅10g，生黄芪15g。水煎服，日1剂。

服15剂后，咳喘、吐痰、自汗皆愈，肢体痿弱有明显好转，坐起皆可自主，并能下床扶杖行走二三十步。宗前方加减又服2个月，所有症状已减十之七八，并能操持少许家务。又宗上方加减制为丸药常服，以巩固疗效。

第二节　抽搐（属伤津者）

抽搐是由于各种原因导致的津液损耗，营血不足，筋脉失于濡养而造成僵硬、强直、挛急、疼痛。此病多发于四肢，也可见于身体的其他部位。

用芍药甘草汤治疗，往往可以彻底治愈。但如见脉迟、手足冷，兼有阳虚证者，可以酌加姜、桂之品以助阳气、温筋脉。

【医案】

田某，女，28岁。患周身抽搐3年多，每天起床时发作一次。发作时四肢抽搐、蜷曲，舌强不能语，痛苦万状，必至2小时后才能逐渐缓解，或在发作时能沉睡1～2小时，也能缓解，多方面医治，没有效验。现治以芍药甘草汤为主，加钩藤、木瓜、当归等，共服30余剂，后又以此方制成蜜丸，继服2个月，诸症痊愈，未再复发。

按：本例患者，患较为严重的全身抽搐2年多，自患病以来以镇惊息风、温筋发表之剂治之，不仅症状毫无改善，而且日益加重。综合其脉症显然是津枯血燥，不能濡养筋脉所致。此时滋阴养血尚恐不足，何况再久服大量温燥之品，重劫阴液，怎能不使病情恶化。

抽搐之证，属阴液不润和寒则收引者，在临床上甚为多见，属感受风寒造成抽搐者较少。所以辨证须详，用药方能无误。如果一概投以镇惊、息风、发表之剂，则是"南辕北辙"，差之毫厘，谬之千里。

第三节　腹　痛

腹痛绕脐，肠中无实积者，是由于气血虚衰、阴阳失调，导致胃肠挛急作痛。症见痛作时腹部拘急不舒，强烈绞痛。治以芍药甘草汤缓急止痛，或酌加助阳之品，使阴阳调和，则腹痛自止。

【医案】

任某，男，14岁。患腹痛3个多月，曾用一些驱虫剂、祛寒剂及消导药物治疗均无效。每日拂晓至早饭前发作，发作时自觉绕脐剧烈绞痛，并有抽挛牵扯的感觉，饮食和大小便均正常。

服芍药甘草汤加桂枝、干姜，2剂痊愈。

结语

芍药甘草汤对阴液耗损，不能濡养筋脉而造成的挛急、筋缓诸证有明显的效果。如属于阳虚寒甚，筋脉失于温煦所导致的痉挛，即"寒则收引"者，则不属于本方的治疗范围。肢体无力不任使用，属于"筋痿"范畴的用本方治疗有效。如肌肉萎缩，用此方治疗效果不佳。

药物的用量，成年人炙甘草、芍药须用到40～50g甚至更多，即使需要配伍其他药物，也要突出甘草、芍药的用量，量小则效果不佳。

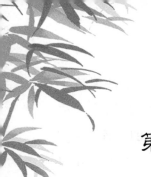

第十二章　桂枝汤

桂枝汤一方，源于仲景《伤寒论》，为经方代表方剂之一。仲景立方凡200余首，用桂枝者达60余首，以桂枝为主药者30首。仲景又将此方冠于群方之首，可见此方比其他诸方疗效宏而变化多。桂枝汤，原是仲景用来治疗伤寒太阳表虚证的主方，以其能解肌表之邪，调和营卫。如再加减，则在临床上运用非常广泛，而且疗效显著。

桂枝汤的药物组成为桂枝、甘草、白芍、生姜、大枣。其中桂枝宣阳，使气运行，白芍和阴，通调血脉，二者配伍能调和营卫；生姜辛温，温胃止呕，佐桂枝以通阳；大枣、甘草甘缓，益气调中，助芍药以和阴。

笔者多年来用桂枝汤及其加减治疗临床各科杂病，往往收到意料之外的效果。

第一节　自汗（卫气不和）

这里指的是以卫气不和为病机的出汗，即患者不因内脏任何病变引起的出汗之证。这种出汗只是阵发，有的患者一天之间可达数十次，用止汗敛汗的治法无济于事。此虽为小疾，但日久也颇能影响健康。其治疗之法是用桂枝汤调和营卫，营卫和则汗自止。即《伤寒论》所说："病人脏无他病，时发热，自汗出而不愈者，此卫气不和也，先其时发汗则愈。"

【医案】

某老年女性，内脏没有发现任何病变，只是每天出汗数十次，骤作汗出，刹那即止，持续3年之久不愈。伴有精神倦怠，心神恍惚不安，易患感冒等症。治以桂枝汤。药用桂枝12g，白芍12g，炙甘草15g，生姜3片，大枣3枚。水煎服，日1剂，10剂后痊愈。

第二节　项背强痛

项背强痛，原为风寒之邪侵袭太阳经，经久不解，致本经气血运行不通畅。因项背部为太阳经循行之处，故疼痛不休，症见项背强痛，能俯不能仰，有时背部恶寒或汗出，感受风寒后尤为严重。以桂枝汤解太阳经之邪，甚为有效。

【医案】

王某，女，42岁。项背强痛3年余，不论坐、立、走，都是低着头，稍微仰起头来，就觉得酸困难受，背部有碗大的一块皮肤经常有恶寒的感觉。此为寒邪束于太阳经脉，非桂枝加葛根汤的邪客经脉，阻滞津液不能敷布，经脉失养之项背强几几。

故考虑为太阳经邪不解，而致项背强痛，予桂枝汤 3 剂痊愈。

第三节　妊娠恶阻

妊娠恶阻，是女性怀孕后出现的一系列妊娠反应的相关证候。中医学认为此证是因肾阴营养胞胎，无暇顾及滋养肝木，肝得不到足够的阴液滋养（水不涵木）而出现肝旺，进而影响脾胃的正常运化功能。肝胆相表里，肝旺则胆失条达而上逆，由此引起胃气上逆，于是呕吐、厌食等症状相继产生。复因呕吐、食少，而致胃虚，虚不受食，互为因果。症见呕吐不食、偏嗜、气上冲逆等胃虚证候，用桂枝汤加减治疗，可以改变胃气过分虚衰的状态，故可获效。

【医案】

洛某，女，29岁。妊娠3个月，反应颇重，数十日来呕吐不食，水谷难入，少腹下动气上冲脘部，肢体消瘦，精神疲乏，困卧床榻。

治以桂枝汤加减：桂枝12g，白芍12g，炙甘草10g，半夏10g，陈皮10g，白术10g，生姜6g，大枣10枚。用伏龙肝水煎服，2剂后痊愈。

按：本例患者，虽为妊娠反应，出现长时间呕吐、水谷难入等症，但气从少腹上冲脘部为服桂枝汤的基本条件。如无气上冲逆之证，用桂枝汤效果不佳，可以他方求之。桂枝汤不是泛治妊娠反应的方剂，在本案例中其主要作用是改善胃肠中之过分虚寒的状态，使胃气稍复，呕逆好转，即能少进饮食，谷气渐旺，诸症即能随之缓解。

第四节　痢疾（有表证者）

痢疾初起时发热自汗而下利，此是因外邪侵入体内而引起的下利，往往外邪解后下利即可随之而愈。治疗当以桂枝汤。

【医案】

笔者早年在北京时，协和医院成君之外甥女，年4岁，患发热、恶寒、自汗、下利，日下 10 ～ 20 次，为脓血便。经北京儿童医院诊为毒痢，举家惶惶，邀余诊治。当晚即予桂枝汤1剂，桂枝6g，白芍10g，甘草12g，黄连2g，姜枣为引。次日中午去探望时，其病若失，患儿已在院中玩耍。

按：本例患儿之发热下利，与葛根芩连汤证有所不同。葛根芩连汤是仲景用以治疗表邪未尽，误用下法，致热邪入里引起的协热下利的方剂，又可治疗表里皆热之下利，而桂枝汤加黄连是治疗因表有风寒之邪，郁热于里之下利，是为鉴别。

用桂枝汤治疗下利表证时应十分注意药量的配合，方中白芍、甘草（以生甘草易炙甘草）的用量须超过桂枝用量的一倍，这样就改变了桂枝汤的性质，方可奏效。

结语

桂枝汤的应用范围极为广泛，疗效也很可靠。在《伤寒论》中主要是解肌表风寒之邪。但它的作用决不仅限于此，如能辨证准确，灵活运用，加减得当，除治疗表证外，其对治疗各种杂病的实用价值也很高。诸如沉寒痼冷、肢体疼痛、经络阻滞、筋脉挛急、寒凝血瘀及各种病证久困于阴者，用此方加减治疗，皆有佳效。另外，对于虚劳、虚损的疾患，桂枝汤配合其他补益气血之药物进行治疗，也有积极意义。正如柯韵伯所说："此方仲景群方之冠，乃滋阴和阳、调和营卫、解肌发表之总方也。凡头痛发热、恶风恶寒，其脉浮而弱，汗自出者，不拘何经，不论中风、伤寒、杂病，咸得用此发汗。"

桂枝汤治疗的病种多，疗效好，这是公认的事实，但此方毕竟是偏于温热的方剂，有其适宜应用的一面，也有其不适宜应用的一面。如病证属寒或阳虚寒甚者，

则此方适宜；如证属阴虚火旺、湿热内壅、实热内盛、
津液久耗者，此方则不宜应用。如误投，不仅无益，反
会使病情恶化。所以有"桂枝下咽，阳盛则毙"的警语，
对此我们应该有足够的重视。

至于《伤寒论》中禁服桂枝汤诸条，如"酒客""疮
家"等，皆不能服用此方。这不过是仲景为启示后人，
有这些习惯或疾病的人，服用桂枝汤须加谨慎，但也不
能机械地认为绝对不可以服用。

第十三章　桂枝茯苓丸
合当归芍药散

　　桂枝茯苓丸与当归芍药散均是《金匮要略》治妇人妊娠杂病的方剂。桂枝茯苓丸由桂枝、茯苓、牡丹皮、桃仁、芍药5味药组成，是祛瘀化癥之剂，仲景用来治疗妊娠腹中有癥块所致的经血漏下不止。《妇人大全良方》曰："夺命丹，治妇人小产，下血过多，子死腹中，其人憎寒，手指、唇口、爪甲青白，面色黄黑或胎上抢心，则闷绝欲死，冷汗自出，喘满不食，或食毒物，或误服草药，伤动胎气，下血不止。若胎尚未损，服之可安。已死，服之可下。"《济阴纲目》曰："催生汤，候产母腹痛腰痛，见胞浆水下方服。"

　　当归芍药散由当归、芍药、川芎、茯苓、白术、泽泻6味药组成。仲景用来治疗妊娠后脾胃虚弱、肝气不调、肝脾不和而导致的腹中绞痛，故方中重用芍药泻肝木而安脾土。《三因极一病证方论》言当归芍药散："妊娠腹中绞痛，心下急满，及产后血晕内虚，气乏崩中，久痢。常服通血脉，不生痈疡，消痰养胃，明目益津。"

　　笔者在临床上经过反复验证，发现此二方无论单用哪一个，治疗妇女月经、妊娠等病证，都有一定的疗效，但也都有一定的局限性，不如将二者合用，不仅应用范围广，而且疗效好。可以用于治疗由寒凝血滞、湿阻血行引起的多种妇科病证。

　　桂枝茯苓丸与当归芍药散合用，药效更为显著。方中以桂枝温阳通血脉，桃仁、牡丹皮活血化瘀，当归活血养血，川芎理气行血，白芍调营养阴。上药合用可活血化瘀，疏通血脉。茯苓、泽泻能利水渗湿，白术补脾助中气。本方泻中寓补，活血化瘀而不伤正。

　　在临床上，笔者将此合方广泛应用于治疗各种妇科疾病，如痛经、经闭、月经不调、崩漏、癥瘕结聚等，只要确是寒凝血滞、瘀血内阻、湿滞血瘀，主要症状为少腹痛、拒按、下血紫暗、血中有块、下血块后疼痛减轻、遇寒则甚、得热痛减，或白带过多、腰困、下肢浮肿等者，皆有卓效。可以使闭者通，崩者止，实属奇妙。又将此方试用于因上节育环后，有腹痛出血、白带多者，也屡用屡效。用此方治疗瘀血时，有一部分患者排出少量血块，也有一部分患者则不排出，考虑是由于机体吸收之故。用本方治疗妇女崩漏等证目前未发现有因活血化瘀而引起血出不止者。

第一节 痛 经

痛经有虚实之分，瘀血内阻之痛经属寒湿者，多半痛在经前或经期，痛的部位固定不移，拒按，少腹或有瘀块，经期结束后，血色紫暗并有瘀块。应用本方活血化瘀，瘀去则痛止。

【医案】

王某，女，23岁，插队青年。半年前因淋雨后，开始出现痛经，每逢经前3天开始疼痛，拒按，逐渐加剧，行经当天疼痛最甚，难以忍耐。经至时量少、色黑、有块，每于下血块后腹痛稍减，每月如此，十分痛苦。

诊得其脉实而迟，舌质紫暗，有瘀斑，苔白腻。考虑为寒湿内停，瘀血阻滞，经血不得畅通，不通则痛。予桂枝茯苓丸合当归芍药散，4剂后，正值经期，自诉经至时疼痛较前几次大为减轻，不用止痛药也能耐受。继用上方，两日1剂，前后共服10剂，痛经基本痊愈。仅每次经至前一天少腹稍有不适，但不足为患。后又以养血调经之滋阴汤等继服数剂，以资巩固。

第二节 崩 漏

月经失常中的"崩漏"，用活血化瘀法治疗，有一定效果。崩、漏二者性质上是相同的，仅有轻、重、缓、急之分。崩又称"暴崩""崩中"，即出血来势凶猛，下血急迫，血量较多，不能停止。漏是出血量少，淋漓不断，绵绵不绝，病势缓慢。但崩、漏之间可以互相转化，崩可以转变为漏，漏也可以转变为崩。

崩漏的病因病机根据前贤之论述有以下几种：脾阳虚不能统血；肝阴虚而不能藏血；肾气（包括肾阴虚及肾阳虚）亏损，冲任失调，不能摄血；虚热或实热扰于血分，致血热妄行等。此外，还有气滞血瘀、瘀血阻滞等原因。总之既成崩漏之时，因虚者十之八九，因实者十之一二。宋代陈自明说："劳伤冲任，不能制约而为崩也。"严用和说："疲劳过度，大伤于肝，可以崩中漏下。"朱丹溪说："妇人崩中者，因脏腑虚损、冲任二脉虚损故也。"综上所述，莫不认为脏腑经络的虚损不能制约，是发生崩漏的根本原因。再结合近来的报道，此病之因属虚者多，属实者少。有学者从大量病例分析中得出结论：崩漏因实者不足20%，其余皆因虚或少数是虚实相兼者。

笔者根据临床观察，对崩漏的病机认识，似乎和以上所述有些不同之处。根据临床表现和病理特点，崩漏可以分为实证和虚证两大类型，因脏腑、经络虚损而致发病者固然不少，但根据笔者在临床的观察发现，此类患者数量反不及因气滞血瘀、瘀血阻滞所致者，而其中又以瘀血阻滞者为最。此病在实证中的主要病机有以下几种。

（1）寒凝血滞：主要因月经期或月经前后受凉、冒雨、涉水、坐卧湿地或风寒外感，致寒邪外侵，客于胞宫，营血得寒而凝，阻于血脉，血液不能循经入络，而溢于脉外，造成崩漏。既成瘀血，"寒"的意义已经不大，应着眼于"瘀"。

（2）气滞血瘀：急躁易怒，或经前产后，忧愁悲郁，致肝经气机郁滞，气为血帅，气滞则血凝，既阻其血液不能循经入络，又复瘀久化热，热甚迫血妄行，而成崩漏。

其他还有妇人月经不尽，或产后及流产后，恶露败血残留，均可致瘀血内停，日久阻滞正常血液的运行，而成崩漏。

以上情况在中青年女性中多见，因此，实证崩漏实际上多于虚证。

对崩漏的治疗，医家多半强调补虚、止血，忽略血瘀为患。即使诊出是血瘀为患，或虚实的证候同时出现时，当此出血之际，也不敢用活血化瘀法来治疗，认为先止血后再祛瘀方是万全之策。殊不知血液既成瘀血，已是离经之血，则失去正常的生理功能，不但对人体无益，反而会阻滞胞宫脉络，有碍于正常血液的运行，使之不能循经入络而溢于脉外，形成崩漏。此时在治疗上，不尽快将瘀血驱出体外，而一味用滋补、收涩止血之品，则不仅对病毫无裨益，反而使瘀血因壅补、收涩而越来越多，越结越实，使病势有增无减。瘀血不去，出血不止，即使运用收涩止血药将血止住，也是暂时的表面效果，一旦再度出血，势必难以控制。古人对本病治疗分3个阶段进行，即塞流、澄源、还归。所谓"塞流"，并不是一味堵塞，如有瘀血阻滞，仅用收涩止血法，就很难达到"塞流"的目的。应寓活血化瘀于塞流之中，方可收效。

实践证明，运用活血化瘀法治疗因瘀血引起的崩漏，不但没有加重出血，反而起到止血的作用。这说明只要把瘀血驱出体外，气血即通畅无阻，则血无由外溢，出血自止。当然运用活血化瘀法也要分标本缓急，如果出血量大，来势急迫，不在短时间内止血，则有血脱的危险，当以"急则治其标"的原则来摄血、提血，暂收止血之效，待血止以后，再治其本。

根据临床观察，崩漏因瘀血内阻而致者，以中青年为多。临床多表现为下血紫暗、少腹痛、腰困、血中有块、腹部拒按等。采用活血化瘀法治疗后，很快就会使腹痛减轻，出血减少或停止。属寒凝血瘀者，下血量不多，少腹疼痛，部位固定不移，拒按或有瘀块，遇寒痛甚，得热痛减，下血前痛甚，下血后稍减，舌质紫暗或有瘀斑，苔薄白，脉沉实或迟涩。治宜温阳通经、活血化瘀。凡属这些类型的崩漏，桂枝茯苓丸合当归芍药散治疗效果甚好。至于气滞血瘀型及其他类型，则应以其他方剂治之。

应该注意的是，活血化瘀法是一种祛邪的方法，古人云："大毒治病，十去其六。"故在应用时一旦瘀血祛除，就须停用，而改用健脾补血等法来滋养营血。因本病往往是一种反复发作的慢性病，日久必然耗损气血，所以虚是本病的必然结果。一旦瘀血去尽，即要着手补虚，方可巩固疗效，以达到彻底治愈的目的。

【医案】

刘某，女，32岁，家庭妇女。3个月前在怀孕6个月时流产，恶露未尽，淋漓不断，腹痛阵阵，血色紫暗，时有黑色小块。经数医诊治皆为产后血虚，投以补剂，但终未见效，缠绵不愈，已3个月。诊其脉虽细但有力，左少腹压痛，考虑为产后恶露未尽，瘀血内阻，致经血不能正常循经入络，故崩漏不绝。

以桂枝茯苓丸合当归芍药散治疗。3剂以后，下少量血块，腹痛减轻。又服3剂，腹痛消失，出血停止。继以养血调经之剂，服用2周痊愈。

第三节　癥　块

中医学的"癥"与西医学的"子宫肌瘤"很相似，

是妇科常见的一种良性肿瘤，中医认为是由于气滞血瘀日久而成块所致。临床上多表现为月经量多，经期延长，月经周期缩短，以及不规则的阴道出血。肌瘤较大时，可以在腹部摸到肿块。笔者采用桂枝茯苓丸合当归芍药散治疗本病，常可使结块缩小，甚至消失。

【医案】

张某，女，45岁。半年前发现腹部有一个体积逐渐增加的肿块，并伴有腹痛、月经不调、白带多等症状。近来肿块日益增大，约8cm×8cm×10cm，曾进行妇科检查，确诊为子宫肌瘤，建议手术治疗。患者拟去大医院手术，但因床位紧张，故先试以中药治疗，以桂枝茯苓丸合当归芍药散1剂，制成丸药，服用1个月。之后到妇科检查，肿块缩小到3cm×3cm×5cm，已无须手术，又照前方继服2剂丸药，肿块消失，诸症痊愈。

按： 本例患者患子宫肌瘤，体积已有8cm×8cm×10cm，用桂枝茯苓丸合当归芍药散配制丸药1剂，服1个月后，子宫肌瘤体积竟大大缩小，其疗效之高且速，令人惊奇。当然这可能是一个典型病例而已。其余病例之疗效虽不及此，但将桂枝茯苓丸合当归芍药散配制成丸药久服，对消除子宫肌瘤，即中医学之癥瘕、瘀血等证，效果颇为显著。但其也有一定的治疗范围，若癥块太大、病程过久，此方恐不能胜任，当考虑其他疗法。

第四节 腹痛（放置节育环引起）

在临床工作中，经常可以遇到女性因上节育环而出现腹痛、腰困、阴道出血、白带增多等症状。经服用消炎止痛西药及止血止痛中药均不见好转。笔者考虑本证是因上环后异物刺激而引起的局部出血导致的。投以桂枝茯苓丸合当归芍药散，效果良好。后每遇此证，即予此方，少则3～5剂，多则7～8剂，诸症即消失。这不仅解除了患者的痛苦，也促进了计划生育工作的顺利开展。

【医案】

任某，女，28岁，农民。既往体健，数月前上节育环后开始出现腹痛拒按，腰困，伴有阴道不规则出血，白带较多，其余无异常。曾服用四环素及维生素K$_3$等药物治疗，未见效，如此缠绵三四个月。投以桂枝茯苓丸、当归芍药散之合方，3剂，诸症消失，经妇科及X线检查，节育环位置正常。

结语

根据临床经验，桂枝茯苓丸、当归芍药散单方使用治疗范围、疗效均不如两方合用，故笔者常采用两方合剂，并命名为桂苓归芍汤。

因本方能活血化瘀，以祛邪为主，故用于治疗妇科诸证，必须严格掌握适应证，确有瘀血内阻者方可运用，而且一旦瘀血去除，就须改用健脾补血等法来滋养营血。如果墨守成规，固执一方，则势必矫枉过正，复伤阴血，以致变证丛生。

本方药物组成平和，没有峻烈的破瘀化结之品，临床用于治疗一般瘀血诸证疗效可靠，而且目前未见到服后有不良反应者。

第十四章　桂枝芍药知母汤

关节痛

桂枝芍药知母汤加减治疗关节痛，疗效较为满意，具有祛湿、祛风、清热、散寒、通络、活血、补虚的作用。桂枝芍药知母汤见于《金匮要略》，原方为桂枝120g，附子60g，甘草60g，麻黄60g，芍药90g，白术150g，知母120g，防风120g。

方中原有生姜，因服散剂不便，另煎姜汤送下。

加减法：掣痛难以屈伸、得热则减者，倍用附子、麻黄；身体滞重、关节沉着肿胀、天阴加剧者，倍用白术、知母、甘草；疼痛日轻夜重者倍用知母、芍药（白芍易赤芍）。

服法：上药共为细末，生姜汤送下，日服2次，早晚各1次。一般成人量为每天10g。如服2周后毫不见效，应停服，改用其他疗法。

【医案1】

杨某，女，40岁。3年前患者出现手足麻木，喜热怕冷，每受风寒后两手足关节即疼痛，同时局部皮肤呈现青紫色，数日后逐渐消失，疼痛也随之缓解。2年来，虽经治疗，但未见显效。于1962年秋季发展为上下肢关节持续性剧痛。

初诊时患者四肢关节剧烈疼痛，颈强疼痛，日轻夜重，阴雨天尤甚，局部肿胀灼热，汗出，两手足皮肤呈现青紫色，步行艰难，手指不能弯曲，经常头晕，恶心欲吐，胃纳不佳，二便正常，有时耳鸣、心悸、日晡潮热，脉短细而数。处方：桂枝、芍药各15g，甘草、麻黄、淡附子各10g，白术、知母各24g，防风10g。上药共研为细末，姜汤送服，分10天服完。

二诊时疼痛肿胀减轻十之五六，手指屈伸较前灵活，灼热、汗出皆止，头晕、恶心未发作，耳鸣、心悸、潮热减轻，手足部皮色仍呈青紫，胃纳仍不佳，原方再进（日服量稍加）。

三诊时关节疼痛已减去十之八九，其他症状完全消失，胃纳佳，手足部肤色好转，但和其他部位比较仍有别，行走及缝衣、做饭灵活自如。仍予前方，再服1个月。共服药治疗2个月，随访近1年未发。

【医案2】

任某，男，54岁。六七年来，两膝关节疼痛，初起轻微，逐渐加重，屈伸不利，虽扶杖行走，也是颠簸蹒跚，遇冷则甚，盛夏也须穿棉裤，继发两踝关节酸痛。

初诊时两踝关节疼痛，屈伸时更甚，局部不红肿，两腿脚冰凉，脉迟缓，舌质色淡，舌苔白。曾服乌头汤5剂，症状毫无改善，改服桂枝芍药知母汤。处方：桂枝30g，白芍、甘草、知母、防风各10g，麻黄、淡附子各30g，白术15g。上药为末，半个月内分次服完。服药后疼痛大减，下肢轻健，行走已不须扶杖，两腿脚冷感也较前减轻，并能挑两个半桶水，唯屈伸时仍有中度疼痛。原方再服3周后，上述诸症消失。至今未发，可正常劳动。

【医案3】

吕某，男，28岁。患者于1958年起手足关节疼痛，周身软弱无力，行动即痛，秋冬加剧，春季好转，天寒阴雨时加重，数年来经断续治疗，未见显效。1961年秋收时因露宿田野，触冒风寒，疼痛突然加剧，遂卧床不起。

初诊见两肘及腕关节疼痛，下肢关节尤甚，腰痛，转侧困难，局部轻微红肿、灼热，胃纳尚佳，二便正常，口渴能饮，舌苔黄腻，脉弦数。处方：桂枝12g，白芍、甘草、知母各15g，麻黄、防风各10g，白术12g，淡附子6g。上药为末，分10天服，姜汤送服。服药1周后，疼痛减轻，灼热、红肿大减，已能下床行走，但行动时仍疼痛，不能长时间走路、负重物，口渴减轻，舌脉如前。原方再服1个月（日服量稍增加）。服完药后，关节疼痛消失，精神好转。随访2年，未复发，能正常劳动。

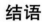

结语

桂枝芍药知母汤以桂枝为主药，善于温经通脉，调和营卫。芍药、知母、甘草养阴清热，和血脉，利湿消肿；白术助脾补虚，燥湿除痹；麻黄、附子温阳散寒；防风渗湿祛风。寒热辛苦并用，各有所宜，合为清热、散寒、祛湿、祛风、通络、活血、补虚之方。本方在《金匮要略》中用作汤剂，笔者每多改用为散剂，其原因是方中麻黄、桂枝、附子等性烈之品颇多，服用过多过急往往可引起不良反应。此外，桂枝芍药知母汤所治多是慢性疾患，服散剂较汤剂简便。

笔者所治的病例，疗程最长者达半年，最短者1周。至于复发方面，经过随访，有2年未见复发者，也有轻度复发者。复发后继服原方仍有效。是否有多次复发者，有待长期观察。因这类疾病易复发，短期不能肯定远期效果。

第十五章　桂枝新加汤

关于桂枝新加汤，《伤寒论》仅提到治疗"发汗后，身疼痛，脉沉迟"之证。即因为有外感表证用发汗药发汗过多，损伤了卫阳和营阴，使筋脉和肌肉得不到足够的气血温煦和濡养所引起的身体疼痛。该方主要用于治疗以下病证：①因汗出太过，津液受伤，不能濡养筋脉而致身体疼痛者。②凡患太阳中风证，虽未经发汗，但素有气血不足的患者。③风湿在表而表虚者。

笔者分析本方的药物组成，结合临床实践，发现其运用范围不仅限于此，还可以治疗由于气血不足而引起的多种证候。本方的药物组成是以桂枝汤为基础，加大芍药、生姜用量，再加入人参。桂枝汤能调和营卫，通调血脉；重用芍药能增强滋阴养血、敛汗、固腠理、解痉缓急的作用；生姜通卫阳，并能解寒痛；人参补益气血。诸药合用可和营卫、通血脉、养阴液、润筋脉、补气血。故凡因气血虚损，不足以营养肌肉筋脉而引起的肢体疼痛及倦怠、懒动、肌肉无力等证，均有一定功效。在此方的基础上再加入补气固表的黄芪、养血活血的当归，效果更好。

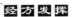

第一节　身痛（属气血虚者）

正常人身之肌肉、筋脉，皆赖气血之温润濡养。气血充沛，身体就健旺、轻捷、舒畅、有力。如果大量出汗和失血，卫气营血皆因其耗损而不足，肌肉筋脉失去足够的气血温润，必然会感到身体疼痛酸困、倦怠乏力。凡由于种种原因造成气血不足而不能充养肌肉筋脉者，均可导致这一类型的疼痛。仲景所谓"发汗后"，应理解为泛指气血虚损，不能理解为单纯发汗。这种病证的临床表现是周身绵绵作痛，酸困的感觉多于疼痛，稍有劳累就疼痛剧烈，休息后即减轻，脉多沉缓或细弱，经年累月不愈。用桂枝新加汤治疗常获得满意效果。

【医案】

曹某，男，60岁。患周身筋骨疼痛4年多，起初仅为劳累后才感到疼痛，休息后即缓解，因此没有引起足够的重视。近1年来已经发展到步行艰难，困卧床笫，有时翻身都感到困难，并且容易感冒。

现症见周身疼痛、酸困，静止时尚可，稍有活动就觉疼痛，为了减少疼痛经常避免起床活动。痛处喜温喜按，易汗，手足厥冷，息低，懒言，肢体消瘦，皮肤枯槁，舌淡苔薄，脉虚细而缓，食欲、二便均正常。据此脉症显然属于气血不足之证，先后服桂枝新加汤40余剂，其病减去十之七八。又将此方制为丸药，继服2个月后，基本痊愈，并能参加轻微劳动。

　　按：本例患者身体疼痛，纯属气血亏损，不能营养肌肉、筋脉所致。但据说以前曾服用过人参酒、鹿茸精等滋补药品，未见明显效果，最后以桂枝新加汤治愈。其原因是凡属肢体肌肉筋脉失养之证，应以调和营卫、通调血脉为前提，再配合益气补血之品方能奏效，桂枝汤是调和营卫、通调血脉的代表方。如单纯用滋补之品，其作用未必能很快到达四肢，因而事倍功半，徒劳无益。

第二节　腰痛（属虚劳者）

　　腰痛，是指腰一侧或两侧疼痛而言，其类型复杂。《证治准绳》将其病机分为有风、有湿、有寒、有热、有挫闪、有瘀血、有气滞等，均属实证。而属虚证之腰痛者也不少见，腰为肾之府，肾虚其本也。故肾气不足为虚证之主因。《内经》还从经络角度阐述了腰痛的病机，指出了太阳、阳明、少阳、太阴、厥阴、少阴各经脉和阴阳维脉、阴阳蹻脉为病均可出现腰痛。这些经脉尤以足太阳、督脉的气血津液不足，使腰部筋脉肌肉失其濡养而致腰痛者为常见。

肾为脏腑藏精之宅，气血亏损，精血不足，往往累及肾，导致虚性腰痛。出现腰部酸困无力，隐隐作痛，喜热怕寒，稍微疲劳即屈伸不利，久之则波及下肢致软弱无力，这种疾患以补肾之品治之总是似效非效，缠绵不愈。用桂枝新加汤治疗对缓解疼痛效果很好，如久服多服也能治愈。

【医案】

郭某，男，48岁。患腰部疼痛半年之久，每逢劳碌及受风寒后加重，隐痛绵绵，酸困的感觉多于疼痛，严重时屈伸皆感困难。外科诊断为腰肌劳损。病情逐渐发展，曾多服补肾之品，结合针灸、按摩、理疗等法，虽有近效，但不能持久。后服桂枝新加汤加当归、黄芪出入化裁，20余剂治愈。

第三节　拘　挛

拘挛见于《素问·六元正纪大论》，又名拘急，属筋病，指肢体牵引不适，或自觉紧缩感，以致影响活动，多见于四肢、两胁及少腹。四肢挛急，多因六淫外邪伤及筋脉，或血虚不能养筋。

本证多见于女性患者，特别是生育过多的女性中更为多见。因产后本来气血皆不足，或受风寒，或浸于冷水，或身体平素阳虚寒甚，寒则收引，最容易诱发筋脉拘挛。另外，筋脉失去气血的濡养，枯燥而发生挛急。此证多见于颜面部或手指，缠绵反复。发作季节多为冬季和初春，夏秋好转，久治不愈，发展严重时起卧都感到困难，痛苦万状。发于手指者，俗名"鸡爪风"。以桂枝新加汤加钩藤、木瓜、当归、川芎等，常获满意效果。

【医案】

杨某，女，36岁。因产后着风寒致手足拘挛，发作时四肢挛缩蜷曲，疼痛难忍，痛苦万分，必须经按摩、针灸才能暂时缓解。但时隔不久即又发作，或一日数发，或数日一发。虽经医治但仍发作频频，已持续半年之久。诊其脉迟而紧，舌淡无苔。考虑为产后血虚，复感受风寒之邪，筋脉寒则收引，遂投以桂枝新加汤加当归、木瓜、钩藤等，服2剂后拘挛停止，继服5剂痊愈。

按：桂枝新加汤所治疗的拘挛，不论在病因还是症状方面，均有别于芍药甘草汤证之挛急。此方是治疗外感风寒伤及筋脉，以及血不养筋所造成的拘挛，而芍药甘草汤主治由热邪伤津，致筋脉枯燥所造成的挛急。

结语

本方治疗因气血亏损造成的肢体疼痛及拘挛等证，

疗效可靠。但在药物的剂量方面，需要配伍恰当，否则会影响疗效。凡属这一类型的疼痛和拘挛，大部分患者皆出现阳虚寒甚的脉症。因此方中的桂枝用量不能低于15g，芍药和桂枝等量，人参可用潞党参代替，用15 ~ 30g，再加黄芪、当归各15 ~ 30g，生姜可用10 ~ 15g。

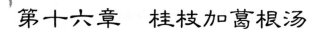

第十六章　桂枝加葛根汤

桂枝加葛根汤在《伤寒论》中主治太阳中风，风邪袭于肌表，入于太阳经脉，而见项背强急之证，即"项背强几几"。

本方是以桂枝汤加葛根组成。葛根，据《中药大辞典》介绍适用于治疗高血压项背强痛。桂枝汤解肌发表，加葛根以鼓舞胃气上行而升津液，并散经脉之邪。此方还可用于颈椎骨质增生的患者，能减轻症状，并可用于多种原因引起的项背强痛。

第一节　项背强急（外感引起者）

外感后除有恶寒、发热、自汗外，又兼有项背强急之证，是为风寒之邪侵袭肌表，入于太阳经脉之故。太阳经在背，风寒之邪侵入其内，阻碍经气敷布，以致筋脉肌肉失其濡养，故项背强急。

【医案】

崔某，女。于1974年夏患外感病七八日，经中西药物治疗，症状未见明显改善。诊断时其人恶寒，发热，自汗，头痛，项背强直拘急，脉大稍数，舌苔黄厚。据脉症很符合《伤寒论》"太阳病，项背强几几，反汗出恶风者"之义。遂予桂枝加葛根汤治疗。

桂枝12g，白芍12g，甘草10g，葛根15g，生姜6g，大枣5枚。服后约半小时症状开始减轻，半天后诸症霍然，药费不足两角，一日之内将病治愈。笔者不由惊叹仲景辨证之严密，立方之巧妙。

第二节　颈项强急（颈椎骨质增生）

王某，男，40岁。项部酸困疼痛2年，能俯不能仰，头项稍向后抬即感到双臂及双手麻木不适。经多个医院检查，诊断为颈椎骨质增生，但缺乏有效疗法，嘱其自行调养。予桂枝加葛根汤40余剂，虽未治愈，但项部的酸困疼痛感有一定好转，已不为所苦。

结语

笔者用桂枝加葛根汤治疗颈椎骨质增生，发现该方对缓解疼痛有一定作用，但能否改变器质性病变，还须更多的临床验证。

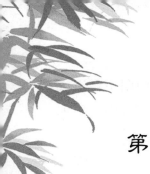

第十七章　小建中汤

小建中汤是由桂枝汤倍芍药、加饴糖组成。《名医别录》载饴糖"补虚乏"。孙思邈言其"补虚冷，益气力，止肠鸣、咽痛，消痰，润肺，止嗽"。桂枝温运脾阳，白芍和营止痛，两药合用，温阳而不燥，养阴而不寒。甘草、大枣补中健脾。重用饴糖甘温补中。本方的主要功效为温养脾胃，通阳和营以建中气。仲景用来治疗因脾胃虚寒、中气不足所致的多种病证。《伤寒论》曰："伤寒，阳脉涩，阴脉弦，法当腹中急痛者，先与小建中汤。"又说："伤寒二三日，心中悸而烦者，小建中汤主之。"

有关文献记载本方的应用范围：①虚寒腹痛，其痛时作时止，按之痛势得减，腹部柔软，可用本方。②自汗盗汗，自汗属阳虚卫气不固，盗汗属阴虚营血不足。小建中汤能扶助中阳，调和阴阳，故自汗盗汗皆可以加减治疗。③黄胖病，其症见脸面浮而发黄，全身无力，动则气喘，脉象虚弱，舌淡不华，食欲减退。④虚劳证，见亡血失精，四肢酸痛，乏力，手足烦热，腹中痛，悸衄，恶寒内热等。

实践证明，用本方可治疗脾虚胃寒、中阳不运造成的胃脘疼痛、胀满、胃肠气虚下坠等症。但方中必须加饴糖，如果不用，则起不到建中汤应有的作用。

第一节　腹痛（属虚寒者）

腹痛属于虚寒者，发病的主要因素多为饮食不节，或嗜食生冷，或因过多吐泻，时长日久，以致脾胃之阳气虚弱，运化失常，阳虚则内寒，不能温养脏腑，故腹痛。其临床表现为胃部或腹部隐隐作痛，喜温喜按，或恶寒体倦，食欲不振，舌淡苔白，脉沉弱迟缓等。用小建中汤久服治疗此病，大多能收到较好的效果。

【医案】

王某，女，60岁。身形消瘦，胃脘及少腹胀痛3年余，经常隐隐作痛，并有坠胀感，喜温喜按，伴食欲不振、倦怠无力、易汗怕风。舌淡苔白，脉虚大无力。诊为脾胃虚寒，中阳不足，遂以小建中汤治之，加减化裁，共服20余剂，诸症悉愈。

第二节　胃痛（属虚寒者）

虚寒性胃痛，多因久病脾胃受伤，或素体虚弱，劳倦过度，中阳受损，致中焦虚寒。或脾阳不足，寒从内生，脉络失于温养而拘急疼痛。其主要临床表现为胃脘部隐隐作痛，喜温喜按，泛吐清水。常伴有精神疲惫、畏寒、易出汗、面色萎黄、身形消瘦、舌淡苔白、脉虚弱无力等表现。治宜温运中焦，补益脾胃之气，使脾阳复，中焦健，中气恢复，气血充沛，虚寒之诸症自然消失。

【医案】

崔某，女，38岁。食欲不振，食后脘闷腹微胀满、隐痛，吞酸吐酸，日渐消瘦，上述诸症逐渐加重。数月后消化更差，每日只进食2~3两，食后胃部胀满，疼痛不适，间作呕吐，最终无法工作，住院治疗。经内科诊断为中度胃下垂，并怀疑有恶性肿物，要求中药治疗。患者生育较多，故气血亏损，素体弱，更加长期饮食不规律，重伤脾胃之气，致中阳不运，中气下陷，故发生上述诸症，遂投以小建中汤加减。

桂枝15g，白芍15g，炙甘草10g，苍术6g，生黄芪10g，饴糖100g。分2次煎服。

间服理气健脾汤，两方交替服用，病情日渐好转，共治疗40天，临床症状基本消失。出院上班，以后肌肉丰满，一直能正常工作。

第三节　腹胀（属虚寒者）

腹胀虚寒者，其特点是患者在坐、立、行走时感到腹胀严重，睡卧在床上就觉得减轻；遇冷更甚，遇热好转；欲得矢气而不得，大便虽然不干燥，但排出甚感困难。以上症状的发生机制主要是中气虚寒，不能提摄，致肠虚下坠。本病当以温中健脾补虚之法治之。使脾胃的功能逐渐恢复，中气充沛，恢复其提摄作用，则胀满自愈。切不可以行气消满之品攻伐，否则不但无功，反使中气愈伤，病情愈重。小建中汤治疗此病尚属满意。

【医案】

任某，男，60岁。患少腹胀且隐痛半年余，站立时即觉憋胀疼痛，睡卧时感减轻。如骑自行车颠簸，少腹部则胀痛严重难忍。大便燥结，数日不行，左少腹触及条块状硬结，累累若盘珠。曾在当地医院检查，怀疑有结肠癌，建议到上级医院进一步诊治。患者抱着试探的心理，来求中医治疗。当时除上述症状外，患者还有不思饮食，形寒肢冷，身体虚羸，舌淡苔白，脉弱无力。投以小建中汤加麻仁等，患者腹部胀痛减轻，排便通畅，食欲稍增，四肢转温。宗此方未作加减服10余剂后，诸症消失，唯形体仍瘦，继服调补脾胃之剂以善其后。

结语

小建中汤以饴糖为主药。《医方集解》曰："昂按此汤以饴糖为君，故不名桂枝芍药而名建中，今人用小建中者，绝不用饴糖，是失仲景之遗意也。"本方治疗胃肠下垂，疗效明显，笔者观察多例，对改善症状较为满意，若和理气健脾汤交替服用，效果更好。本方成人用量，桂枝、白芍、炙甘草都不能低于15g，饴糖100g，分2次煎服。

第十八章　桂枝甘草龙骨牡蛎汤

　　桂枝甘草龙骨牡蛎汤，是张仲景用以治疗因误治而致阴阳离决，阳浮于上、阴陷于下之烦躁证的方剂。临床若因误用辛热刚烈的药物，致火热亢盛，而又用苦寒泻下，使阴气伤于下，造成阴阳离决的烦躁表现，便可用此方治疗。

　　本方由桂枝、炙甘草、龙骨、牡蛎4味药组成。桂枝、甘草能助心阳，龙骨、牡蛎止烦躁。《证类本草》载龙骨"疗心腹烦满，四肢痿枯，汗出，夜卧自惊……养精神，定魂魄，安五脏""白龙骨疗梦寐泄精，小便泄精"。《神农本草经百种录》载"龙骨最黏涩，能收敛心气，凡心神耗散肠胃滑脱之疾，皆能已止，且敛正气而不敛邪气，所以仲景于伤寒之邪未尽者也用之"。牡蛎能敛阴潜阳，《海药本草》载其"主男子遗精，虚劳乏损，补肾正气，止盗汗，祛烦热，能补养安神"。本方具有潜阳、镇惊、补心、摄精的作用，可用于治疗心悸、虚烦、脏躁、失眠、遗精、阳痿等证，并可治由心阳虚损所致的其他病证。

第一节　惊　悸

惊悸，是指患者自觉心中悸动不安的一种病证。《医宗金鉴》载："惊自外至者也，惊则动乱，故脉动而不宁；悸自内惕者也，悸因中虚，而脉弱无力。"《内经》虽无"惊悸"之名，但有"心澹澹大动""心怵惕"等类似的描述。对其发病的原因，《伤寒论》认为是由于惊扰、水饮、虚劳及汗后受邪等因素引发。后世对惊悸的病因病机做了更为详细的说明，本病的形成多与精神因素、心血不足、心阳衰弱、水饮内停、瘀血阻络等有关。临床症状见自觉心中悸动，胆怯，易惊，甚则坐卧不安，且多伴有虚烦、失眠、盗汗等证。桂枝甘草龙骨牡蛎汤适应于治疗心阳受伤、心阴不足、心神被扰所致的惊悸、失眠等疾患。

【医案】

殷某，女，28岁。患者心悸善惊，稍劳则惕惕而动，并喜用手按其胸，时有虚烦，已2年之久。近1年来上症加重，日轻夜重，睡眠后惊悸而醒。神志迟呆，记忆力锐减，失眠，自汗，胃纳不佳，手足易冷。曾多次用西药调治及服用中药安神养血之品不效。就诊时病情日渐加重，且常恐惧不安，天黑后一人不敢外出，在家中常幻听到有人呼唤她的名字，如无人陪伴则呼唤之声越来越大，惊惕更甚，以致每晚不敢独自在家。诊脉细而弱，考虑为心阳虚衰所致，予桂枝甘草龙骨牡蛎汤2剂，服后自觉心悸善惊大为好转。又连服5剂，诸症悉愈。后宗此方配制丸药继服1个月，再未复发。

第二节 遗 精

有梦而遗精者为梦遗，不因梦而精自滑出者为滑精，二者统称为遗精。此病多由心阳不足，心阴耗损，或心肾不交，阴虚火旺扰动精府等而致。桂枝甘草龙骨牡蛎汤适应于心阳不足、心阴虚损或心肾不交者。如阴虚火旺及其他原因造成的遗精，需要辨证准确，加减适宜，方能取效，或另选他法治之。

【医案】

曹某，男，20岁，未婚，学生。因手淫引起梦遗1年多，开始3～5天遗精一次，以后发展到每天遗精，虽服过不少滋补固涩的药物，但效果不佳。伴有头晕、眼花、心悸、失眠、精神不振、潮热、自汗、盗汗、面色㿠白、肌肉消瘦、腰腿痛、乏力等症，脉细缓无力，舌光无苔。予桂枝甘草龙骨牡蛎汤加减，日服1剂。治疗1个多月，诸症悉愈，随访2年未复发。

第三节　失　眠

　　失眠一证，种类颇多，发病的原因甚为复杂，失眠的程度也有所不同。由于心阳受伤、心神浮散不安所导致的失眠要比一般阴虚火旺、心阴不足所导致的失眠更为难治。桂枝甘草龙骨牡蛎汤有敛阴潜阳镇摄之功，在临床上用以治疗此种类型的失眠，比用安神镇惊之品效果明显。

【医案】

　　石某，男，45岁，干部。患失眠10余年，逐渐加重。近1年来，有时几乎通宵不寐，时觉虚烦不安。虽累用安眠、镇惊之中西药，疗效不显，时好时坏，伴有头晕、心悸、耳鸣、易汗、手足不温等症。胃纳尚可，不欲饮水，小便清长，大便稀薄，脉沉迟无力，舌淡胖有齿痕。以桂枝甘草龙骨牡蛎汤加茯苓等药物，服14剂后，睡眠基本正常，以后虽有反复，但症状轻微不足为害。又以此方制成丸药常服而巩固疗效。

第十九章　瓜蒌桂枝汤

　　瓜蒌桂枝汤是《金匮要略》治疗柔痉的方剂，以栝楼根加桂枝汤组成。柔痉之病是因外感风寒，过汗或误下，耗伤津液，致筋脉失养而造成的。桂枝汤解肌祛邪，栝楼根（即天花粉）能滋养津液而润燥养筋、舒缓筋脉，以治柔痉。汤本求真说："栝楼根治因虚热，脏器组织燥枯，而于外表发轻微强直性痉挛，于里现口燥口渴及其他之症状。"根据临床实践，栝楼根确有治疗因热伤津而致强直痉挛的作用。

　　临床上因外感风寒而致痉病者固然有之，但因外感风热、热伤津液而致痉病者更为多见。特别是儿童发病率更高，因其发育尚未成熟，脏腑娇嫩，形气未充，稚阴稚阳之体，一旦被外邪侵入，难以抵抗，尤其阴液更易耗伤，因而不论外感风寒还是外感风热之邪，只要病邪羁留稍久，最易伤津耗液。津液被耗伤，筋脉失其濡养，必然导致抽搐，遂成痉病，即小儿"急惊风"。

　　此病在初发病时，如能及时以清热解表、滋养津液之法治之，常可应手而愈。如误以搜风镇惊之法治之，则津液越伤，筋脉更为枯槁，必致缠绵难愈。

此病在治疗时，属外感风寒者，以桂枝汤疏散风寒，加天花粉生津养筋，疗效明显。但如属外感风热，或寒邪化热者，则不宜以桂枝汤解表。宗仲景之启示改辛温解表为辛凉解表，以宣散风热，加重天花粉用量以养阴润燥。辛凉解表的代表方剂，莫过于银翘散，故以此方加天花粉治之，特别是用于小儿的高热抽风，疗效常令人惊奇。

如果患儿患高热抽风日久或过用寒凉之品，高热虽退，但有不少病例仍遗留抽风，虽无高热时的抽风严重，但也有四肢筋脉不时抽动，缠绵不已，长期不愈，多见身凉、脉迟、面色㿠白、气怯、神疲等虚寒之象。此时如再用寒凉，势必败伤脾胃，使阳气愈损，对病无益。此时，用瓜蒌桂枝汤既能温煦经脉，又能生津液、濡养筋脉，往往获效。

小儿惊风

【医案】

金某，男，4岁。发热头痛，频繁呕吐，儿科以流行性脑脊髓膜炎收入院治疗，给予磺胺、抗生素及对症疗法治疗。10余天后患儿呈昏睡状态，神志不清，不吃不喝，并出现频频抽风。每日约抽搐10余次，抽搐时两眼上吊，角弓反张，牙关紧闭，每次持续数分钟即自行缓解，用各种镇静剂输液治疗40多天，效果不佳。患儿一直处于昏迷状态，遂停西药，改用中药治疗。

患儿发热比以前有所好转，但如不用退热药体温仍然上升，易汗，唇干裂，舌上少津，脉数。治以银翘散加天花粉，因吞咽困难用鼻饲灌入。每日1剂，并送下安宫牛黄丸半粒。经服上药3剂后，抽风次数逐渐减少，持续时间缩短，神志渐清，会哭，并能稍进饮食。继以上药加减化裁，去安宫牛黄丸，每日1剂，体温降至正常，四肢抽搐虽减少但仍未痊愈。家属再三要求出院调治疗养。

2个月后，患儿来复诊。抽风与出院时无甚差别。据家属代述，2个月来一直未停止过治疗。多以寒凉生津之品或以羚角钩藤汤息风解痉治之，少有效验。患儿面色㿠白，唇舌色淡，精神疲惫，大便溏，手足不温。据此，为过用寒凉，挫伤阳气，不仅脾胃损伤，而且气阴皆虚，不能濡养经脉，抽风终难治愈。遂以瓜蒌桂枝汤治疗，连服5剂。10余日后复诊，抽搐次数显著减少，程度减轻。宗此方加白术、当归、党参等调治，1个月后痊愈。

结语

瓜蒌桂枝汤治疗柔痉固然有效，但在临床上使用此方的机会并不多。关于小儿发热抽风，临床上最为常见，即为"急惊风"。此病多由热邪内灼津液，而致筋脉挛急。古今不少医家对其病因病机的认识往往被"急惊风"之病名所惑，故在治疗方面多用搜风、息风、镇惊之品，越治则津液越伤，以致抽风缠绵不愈。

多年来，笔者凡遇到小儿初感发热抽风，即投以银翘散加天花粉，大都获效。而且其效甚速，有时令人惊奇。如遇病程较长，反复不愈者，用银翘散加天花粉治疗，往往无效，须用瓜蒌桂枝汤扶阳养阴，方能治愈。

第二十章　茯苓桂枝白术甘草汤

本方简称苓桂术甘汤，是一个健脾祛湿、温化痰饮的方剂。由茯苓、桂枝、白术、甘草4味药组成。方中以茯苓利湿，桂枝通阳，白术健脾，甘草和中。仲景用以治疗脾阳虚弱，不能化水，湿聚成痰而造成的心下逆满、咳嗽气促、头眩、耳鸣、心悸及"发汗则动经，身为振振摇者"等症。此方虽为涤痰轻剂，但如能随证加减，运用范围也很广泛，效果也很明显。

本方应用范围：①胸部痞满，滞泻久不愈，而为里虚者。②心下有痰饮，胸胁支满，目眩。③胸满支饮上冲，目眩及脸浮肿者。

眩　晕

眩晕为临床常见症状之一，发作时头晕眼花，轻者闭目即止，重者如坐舟船，旋转不定。本病之病因多端，病机复杂。前人曾有"无虚不作眩"和"无痰不作眩"之论。临床上每有因痰饮停于中焦，致升降失司，清阳不升，浊阴不降，痰浊上蒙清阳，遂致起则头眩而晕，每用苓桂术甘汤治疗获效。

【医案】

郭某，女，48岁。患头晕1年多，每于饮食不适或受风寒时发作。头晕目眩，耳鸣，脘闷，恶心，欲吐不得，食欲减退，不喜饮水，甚则不能起床。脉缓，舌淡，苔白。证属脾胃阳虚，中气虚衰，致水气内停，清阳不得上升，浊阴不得下降。予苓桂术甘汤2剂后，头晕及烦满恶心皆有好转。后宗此方制成散剂，日服20g。1个月后痊愈，再未复发。

【附】小儿麻痹症案

冀某，男，7岁。发热数日，后出现下肢软弱无力，不能站立，更不能行走。经儿科诊断为小儿麻痹症。经针灸治疗2个月，下肢活动稍有好转，但还不能独立行走，须人扶持。于是要求服中药治疗。

就诊时，见患儿下肢有浮肿，按有凹陷，并有"振振摇"的现象，不时呕出清水，按之胸下胀满，似有痛感。此为痰饮停聚于中焦，当时治以温化痰饮为主，并未考虑治疗下肢痿弱。遂先以苓桂术甘汤投之，以轻剂除痰消肿。服4剂后，患儿下肢肿消，行动也有好转，这实是意外收获，后照此方加当归、川芎等药物，共服1

个月，患儿健步如常，唯跑步时容易摔倒。

结语

苓桂术甘汤虽为涤痰轻剂，药物组成也很简单，药性平和，但如能加减恰当，可以治疗痰厥头痛头晕。这种头痛头晕的特点是痛作时目眩、耳鸣、烦闷、恶心，甚则呕吐，得吐则头痛能稍微缓解。从这一系列表现来看，颇似西医学的梅尼埃病，以苓桂术甘汤为主，酌加半夏、天麻之类治之，常获捷效。

关于苓桂术甘汤治疗小儿麻痹仅此一例，不足以说明疗效，有待进一步探讨。此案患儿脾胃阳虚，水饮内停，阳气不能达于下肢，使筋脉失于温煦濡养，而致痿弱无力，不能自持。用苓桂术甘汤治疗获效的原因是本方可以蠲水饮、通阳气，使水饮去而阳气复，筋脉得以温润，恢复了筋脉的正常功能。

第二十一章　大承气汤

大承气汤是泄热、荡实、攻下的代表方剂，也是经方的重点方剂之一，临床应用范围极为广泛，有很高的实用价值。可治疗由实热之邪引起的多种疾病，而且取效迅速可靠，其适应证难以尽述。《金镜内台方义》说："仲景用大承气汤处，有二十五证。证虽各异，法即下泻也。用法虽多，不外大满大热大实。其脉沉滑而实者，用之无不当矣。"这是对大承气汤的评价，其论虽简而其意甚详。后人对此方评价很高，而且在此方的基础上衍化出了不少方剂。

本方由大黄、芒硝、厚朴、枳实4味药组成，具有泄热、泻火、解毒、软坚、破结、行气、消滞的作用，主要用于治疗阳明腑实证。凡属实热之邪，侵犯阳明胃腑，致腑实者，投之无不应验。本方所治疗的病证甚多，其中众所周知的证治，这里不再赘述，仅就笔者在临床上常用此方治疗的几种病证进行介绍。

第一节　喘证（属实热者）

实热喘证，是由于实热之邪滞于肠胃，使阳明腑实，气机阻碍，不得升降，而造成腹满而喘息。临床表现的实热症状有喘促气粗，汗出身热，渴而能饮，大便燥结不利，小便短赤，脉大，舌红，苔老黄。当以大承气汤泄之，腑气得通，喘息自止。

用大承气汤治疗喘急，辨证必须准确无误，确诊为喘证属阳明腑实者方可投之，得泄则喘息自止。后人创三乙承气汤，即由此方发展而来。

【医案】

赵某，男，50岁。平素体健，偶感胸腹满闷，食后尤甚，2日后，病情逐渐加重，继则喘息，抬肩不得卧，腹部胀满拒按，3日未解大便，身热，口渴能饮，小便短赤，汗出。诊得脉象实大而数，苔黄厚腻，投以大承气汤。

大黄12g，厚朴12g，枳实12g，芒硝10g，瓜蒌15g。

服1剂后，泻下粪便颇多，喘息随之而愈。

按：本例患者为燥粪与实热之邪结于肠中，则胃气不得下降而上逆，由此造成喘息不止。且肺与大肠相表里，腑气不通，往往影响到肺气的肃降。经服大承气汤1剂，燥粪热邪一并攻下，肠气得通，肺气得以肃降，喘息自止。

仲景在《伤寒论》中，用大承气汤治疗阳明实热之喘息凡三则，其用药的标准不一定非有身热、脉数，只要诊断清楚因肠胃有宿食、燥粪而引起的喘息即可应用。临床实践证明，用大承气汤治疗因胃肠实热造成的喘息的案例并不少见。

第二节　头痛（属实热者）

实热头痛的主要发病因素是由于实热之邪结于肠胃，邪热上冲于头部所引起的。这种类型的头痛，其症状特点是痛时面赤，灼热，并伴有大便干燥，口干舌燥，脉实。予大承气汤泄下胃肠之实热，头痛即愈。

【医案】

吕某，女，50岁。患头痛10多年，间作间止，经断续治疗未愈。因患者形体消瘦，前医多以虚证论之，多以补气、补血或气血双补之法治疗，虽经医甚多，但10多年来未见显效。据患者诉，头痛多发生在盛夏，或因受热、着风、情绪不佳而引起。

初诊时患者正在发病，正额头痛如劈，痛苦万分。面部自觉灼热，汗出，口干，舌燥，渴而能饮，大便三四日未解，小便短赤，脉实大，舌红、老苔、有芒刺。证属阳明实热，腑气不通，上冲头部。服大承气汤1剂，解下燥粪少许，头痛稍有好转，舌脉如前。考虑药轻病重，未能彻底攻下。再投原方，服后次日泻下燥粪甚多，恶臭异常，其中夹杂紫血块，遂头痛及诸症十去八九。续服增液承气汤而愈，随访2年未复发。

第三节　目不了了

"目不了了""睛不和"是指眼睛不明亮，视物模糊不清。由于热邪盛于内，灼热伤津，津枯不能上润于目，故出现上述症状。《内经》曰"目得血而视"，今眼目得不到阴血的营养，故出现视力低下。用大承气汤急下之，邪热去而津液复则愈。

【医案】

韩某，男，21岁。8个月前患重感冒，经治愈后遗视物模糊，视力不佳。患者口干舌燥，喜饮，尿短，便燥，脉大而实。据此脉症，为热邪伏里，灼伤津液，不能上润于目所致的"目不了了""睛不和"。宗仲景启示，以大承气汤试之，2剂而愈。以后笔者凡遇到热邪伤津而致视力不佳、视物模糊的患者，投以大承气汤，多能收到满意效果。

第四节　暴发火眼

暴发火眼，《世医得效方》又称"暴风客热"。多因火热之邪炽盛，壅于上中二焦，上熏蒸于眼目，致暴发眼疾。症见目赤，眼睑肿痛，痒涩难忍，怕光羞明，迎风流泪。治以大承气汤，甚为有效，此法诚为治暴发火眼之捷径。

【医案】

刘某，男，18岁。1周以来，目睛红肿涩痛，迎风流泪，怕光羞明，奇痒难忍，先服疏风清热之剂未效，后治以大承气汤，1剂而愈。

按：暴发火眼，即西医学之急性角膜炎，中医学认为其致病因素是心火、肝风，或上焦风热。在治疗方面多以轻清之剂，清热疏风，颇能获效。但用大承气汤泻下，获效尤捷，大部分患者常1剂而愈。其原因是大承气汤荡涤实热之力甚强。中下二焦得泻，能减少上焦由火邪盛而造成的充血、郁热，即"釜底抽薪"之法。

第五节　痢　疾

痢疾，是夏秋季节常见的肠道传染病。以腹痛、腹泻、里急后重及大便脓血为主证。其发病多因饮食不洁，湿热毒邪壅结肠中，阻滞气机，损伤血络而致。本病在治疗方面，初期应宗"通因通用"的原则，运用泻下之法，荡涤肠中湿热之邪，邪毒去则痢自止。若误用各种止痢之法，使湿热未去而痢止，则必因邪无出路，郁结于肠道，出现腹痛加剧、腹部灼热、食欲不振、大便不利、潮热等症。此时，宜以大承气汤攻下，清热泻火，将积滞之邪排出，诸症自平。

【医案】

马某，男，38岁。夏秋之季因染痢疾，日下20多次脓血便，里急后重，腹痛阵阵，发热而渴。前医予中西药治疗，次日痢止。但隔日又现腹痛大作，发热欲吐，口干渴，里急后重，欲便不能，痛苦万分。诊其脉数而有力，苔黄厚，舌质红。此为因痢虽止，但湿热之毒仍郁于胃肠，无所出处。投以大承气汤1剂，泻下数次脓血便，次日诸症若失。

此类病例，每年夏秋季所见甚多，不胜枚举，如果处理不当，往往遗下后患。

第六节　宿　食

宿食是指因饮食不节，食物停滞于胃中，而现纳呆、恶心欲吐、大便闭、小便少等症。一般治疗此病多以消导之品为主，其收效甚为缓慢，而且以香燥消食之品治疗，既延宕时日，又耗胃气，非治本之疗法。凡不太虚弱之患者，皆可予大承气汤泻下，1剂即可愈。

【医案】

李某，男，23岁。饮食不节，暴饮暴食，致胃中有宿食达1个月之久，症见食欲不振，口渴能饮，大便不利，小便短赤，日晡手心潮热，胸下及少腹疼痛拒按，脉洪大而数，舌质红，老苔。经服大承气汤1剂，大便泻下数次，3天后痊愈。

结语

大承气汤为峻烈之泻下剂，临床运用颇为广泛。不仅限于阳明腑实证，凡是由实热之邪导致的诸如腹满而喘、潮热、谵语、日晡发热等，总之是脉实、证实者均有效。至于稍有虚象者，也不可惧其伤正而弃之不用。如遇到身体虚羸、神倦懒言而脉未至太虚弱者，如有大承气汤之可下之证，也可用之。古人云"有故无殒，亦无殒也"，也未尝不包括此理在内。

笔者曾遇一位患者，女，40岁，患病半年，身体很虚，骨瘦如柴，饮食难进，胃腹胀满，胸满喘促，大便不通，曾经多方医治。医者一见此状，即断为虚证无疑，或谓气虚，予以补气；或谓血虚，予以补血；或认为气血均亏，拟以双补；或给止喘之西药；或谓腹中有恶性病变。众说纷纭，莫衷一是，辗转治疗半年，无寸效。诸医束手，患者待毙。后经友人介绍延笔者诊治，细观其诸症，虽然一派虚弱之象，但少腹部可触及积块，自觉下坠疼痛，常以两手扶持，方能行动。舌苔黄厚，脉尚有力。又阅前医药方，皆为峻补之剂，告患者此为虚中夹实，虽身形虚羸至极，但胃肠结有实邪，阻碍其脾胃消化吸收之功能。此时水谷尚不能自行运化，安能吸收补养之药乎？前医只知其虚象，未见其实邪，即使有人虑及其实，在此种情况下，也不敢用泻下攻伐之剂，屡用补剂，致肠胃之实更实，气血之虚愈虚，遂予大承气汤1剂。服药约2小时后，患者开始腹痛，难以忍耐，举家惶惶。以为用药有误。笔者告曰：此是药力所致，再过片刻必有发作。果应验，又过2小时后，患者腹痛肠鸣加剧，泻下数次，量颇多，皆为各色污秽之物，秽臭异常，泻后顿觉浑身轻快，即思饮食，腹畅喘平，腹中积块消失。次日即能进一小碗面条，随后予健脾补气之品调补，病情日趋好转，继而痊愈。

古人云："大毒治病，十去其六。"运用本方时，须十分慎重，针对其实邪泄之，中病即止，然后再根据具体症状给予他法调补。

本例患者从外表看来虚候甚多，但察其脉、舌及腹部症状，均为实证，且鉴于前医之诸补无效，此即"大实有羸状"也。

第二十二章　厚朴七物汤

厚朴七物汤是《金匮要略》中治疗腹满兼有表证的方剂。由厚朴、甘草、大黄、桂枝、枳实、生姜、大枣7味药组成。呕者加半夏，下利去大黄，寒多者加大生姜用量。本方即桂枝汤减去白芍，再加厚朴三物汤而成。根据此方的药物作用来分析，是以桂枝汤解外感之风寒表邪，厚朴三物汤攻在里之实结，为解表攻里双解之剂。至于腹满究竟属于何种病邪所致，按厚朴三物汤的治疗作用，也必然是浊气、燥屎、实热之邪结滞于肠中。因而用本方泄热荡实行气以治之。

厚朴七物汤并不单纯治疗腹满而兼有表证者，还可治疗由多种原因引起的腹部胀满，只要药物加减适宜，辨证准确，治疗的范围甚为广泛。因桂枝汤除有解表的作用外，尚有温中、通阳、祛寒之功。佐厚朴三物汤行气荡积，而不伤阳。如再加大桂枝的用量，可使较为寒凉的泻下剂变成温性的、除实行气的泻下剂。造成腹部胀满的原因很多，可因实热之邪积于肠中，致燥屎聚结，成为阳明腑实证的腹部胀满；也可因水湿之邪积于腹中，再因阳热不足，中气虚寒，产生混浊之气而产生腹部胀满；还可以因肠气虚弱，传导无权，排便迟慢，肠中腐败之物残留，使腑气不通，而发生腹部胀满。

厚朴七物汤除泄热、荡实、行气外，加大桂枝、生姜剂量后还可以温中祛寒、行气而消胀满。故凡因寒、热、湿、滞导致的粪便排出不畅，肠中积气所造成的腹部胀满，皆可治疗。只要掌握好桂枝用量，便可以运用自如，不必拘泥于有表证的腹满。

第一节　腹满（属虚寒者）

本证多因胃肠虚寒，阳气不足，肠道功能减弱，排泄迟缓，腑气不通而致。症见腹部胀满，喜温喜按，腹满时减，复如故，或午后胀甚，或大便不实，小便清长，多矢气，脉多虚弱。治以调补脾胃为主。用厚朴七物汤治疗此病，桂枝用量必须在15g以上，服2剂即可荡涤肠中残结浊气，然后减去大黄，再服本方加减以温阳、补中、行气，则腹胀自愈。

【医案】

曹某，女，30岁。曾患急性肝炎，因久服寒凉攻伐之剂，虽肝炎勉强治愈，但脾胃之阳受伤，后遗腹部胀满。胀满呈持续性，一年来累治不效，上午较轻，下午较重，饮食不适时更加严重，腹胀时矢气多，消化迟滞，大便不实，手足不温，脉迟缓，舌淡，苔薄白。经服厚朴七物汤2剂后，腹胀满大减，数日以后腹胀如故，又服2剂后，原方去大黄加大桂枝用量，继服10余剂而愈。

第二节　气　胀

本证多因内脏虚寒，中阳不足，湿浊之气内生，即所谓"脏寒生满病"之义。其特点为腹胀如鼓，时胀时消，叩之如鼓音，治宜宣气除胀以治其标，温阳祛寒以治其本。

【医案】

梁某，男，50岁。患肺气肿喘息，每经治疗缓解后复因少腹胀满而引起胸满气喘，呼吸不畅，如此辗转反复数次。予厚朴七物汤2剂，以行气除满，加大桂枝用量以温阳建中。服后未发生泻下，但腹胀顿消，胸满气促也随之好转，后继续调理，肺气肿虽未治愈，但腹胀再未复发。

第三节　腹胀（属湿热蕴积）

由于饮食失节，或饮酒过度，滋生湿热，脾失健运，水湿内停，浊气壅滞，当升不升，当降不降，清浊相混，壅滞中焦，脏气不通而生胀满。症见腹大胀满，脘闷不适，口渴舌燥，小便欠利，大便不畅，脉数苔腻。以厚朴七物汤为主，减少桂枝用量，加车前子、木通等清利湿热之剂治之。

【医案】

白某，女，52岁。胸满气促，面赤灼热，腹部大而胀满，喉如梅核，已持续4年之久。每当饭后腹部胀满更甚，小便短赤，大便不畅。诊断为湿热壅结于肠胃，水道不利，腑气不行。治以厚朴七物汤，加木通、车前子、猪苓。服2剂后，诸症有明显好转。宗上方加减，共服6剂痊愈，连同梅核气也随之而愈。

结语

厚朴七物汤治疗腹满，如属实热之证，服后泻下肠中之实邪即愈；如属虚寒之证，服二三剂以后，也颇见效。此为肠中停滞之秽浊物得以排出，腹胀暂时得到缓解，但不久即因虚寒所引起的浊气复充斥于肠中，故腹胀又发作如故，此时减去大黄并加大桂枝用量，以温中去寒，再加茯苓、白术等补脾祛湿之品，方可巩固疗效。

第二十三章　小陷胸汤

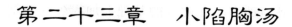

　　小陷胸汤见于《伤寒论》，主要是针对伤寒痰热互结之小结胸病而设，但本方的运用范围广泛。小结胸病不独伤寒有之，其他各科病证，因痰热互结，而为小结胸者也常见。方由黄连、半夏、瓜蒌组成，具有清热开结降痰的作用。

　　方中以黄连为主，苦寒而泻火清热；半夏辛温开结，和胃化痰，降逆燥湿；瓜蒌化痰宽胸散结。三药合用，能治疗痰热内阻、胸脘胀痛、胸满气结等症。

　　小结胸病，是热与痰结于胸下而成，故凡胃脘部自觉满闷、按之痛者，大部分属于此证的范围。这种证候可以由热邪与痰相结，也可以由肝气横逆，气结痰滞而成。治疗宜苦寒辛降之品，以清热而兼祛痰理气，小陷胸汤即具有这些作用。

　　本方应用范围：①《金镜内台方义》：治心下结痛，气喘而闷。②《张氏医通》：凡咳嗽面赤，胸腹胁常热，唯手足有凉时，其脉洪者，热痰在胸下也。③《伤寒论后条辨》：黄连涤热，半夏导饮，瓜蒌润燥，合之以开结气，亦名曰陷胸者，攻虽不峻，而一皆直泻其胸里之实邪，亦从此夺矣。

应用本方的基本指征是胸下满闷，按之痛，但痛而不硬，脉浮滑者。在此方的基础上加入破气散结、化痰除痞、利膈宽胸的枳实，理气健脾、平肝和胃的佛手，补脾建中、缓急解毒的甘草，可以治疗急性传染性黄疸型肝炎之湿热消除后，遗有肝脏肿大、肝功能迟迟不能恢复的病证；还可以治疗肝硬化而未形成腹水者，以及属于肝郁气滞型的慢性肝炎；个别肝硬化腹水的患者，待腹水消除后用此法治疗也有获效者。此方经加减后，定名为肝病Ⅲ方（自拟），其主方及一般用量如下：瓜蒌15g，枳实15g，半夏10g，黄连5g，佛手15g，甘草15g。根据不同的症状，可酌情加减。

【附】肝硬化案

【医案1】

张某，男，23岁。主因腹胀满10余天，而以肝硬化腹水收入院。1个月前，曾出现腹痛、脓血便、里急后重等症状，经治疗好转。10余天前，开始腹部胀满，尤其食后为重，呼吸困难，不能平卧，并伴有全身浮肿、小便短赤、饮食欠佳、恶心欲吐等表现。因病情较重，且屡治不佳而来求治。

患者既往体健，无肝炎及结核接触史。发育营养尚可，神志清楚，慢性病容，五官（−），心肺（−），腹围80cm，腹部膨隆如鼓，肝未触及，下肢轻度浮肿。

血常规示血红蛋白90g/L，红细胞4.5×10^{12}/L，白细胞7.5×10^{9}/L。尿常规示尿蛋白（−）。肝功能检查示麝香草酚浊度试验6.5μ、麝香草酚絮状试验（+++）、脑磷脂胆固醇絮状试验（+++）、谷氨酸–丙酮酸转氨酶310μ/L。红细胞沉降率15mm/h。

入院诊断为肝硬化腹水。西药予保肝剂、能量合剂、利尿剂、激素及对症治疗。

根据患者腹胀拒按、烦躁不安、口臭、大便溏垢等表现，属湿热蕴结之证，中药予清热利水理气之剂。

经上述治疗1个月后，腹水消失，尿量正常，但肝功能仍异常，麝香草酚浊度试验9μ、麝香草酚絮状试验（++）、脑磷脂胆固醇絮状试验（+++）、谷氨酸–丙酮酸转氨酶460μ/L，遂改用肝病Ⅲ方加减治疗。

瓜蒌15g，枳实15g，半夏10g，黄连5g，甘草15g，佛手15g，郁金10g，柴胡10g。每日1剂，共服23剂后肝功能大有好转，麝香草酚浊度试验3μ，麝香草酚絮状试验（−），脑磷脂胆固醇絮状试验（++），谷氨酸–丙酮酸转氨酶180μ/L。自觉症状全部消失，出院回家调养，继服肝病Ⅲ方数剂，以巩固疗效。

【医案2】

宋某，男，25岁。患腹胀、胸满3个月，继发全身浮肿，精神倦怠，不思饮食，小便短赤，大便时燥时溏。

查肝功能示麝香草酚浊度试验13μ，麝香草酚絮状试验（+++），脑磷脂胆固醇絮状试验（+++），谷氨酸－丙酮酸转氨酶500μ/L。诊断为肝硬化腹水。住院治疗1个月，腹水消失，但肝功能毫无改善，患者要求服中药治疗。诊得脉弦有力，舌质深红，下肢轻微浮肿，遂给予肝病Ⅲ方，每日1剂。

治疗期间除服上方外，还间断服用一些补气健脾之剂，共治疗2个多月，肝功能正常，症状消失，连续复查3个月，各项指标皆正常。后因重感冒而诸症复发。肝功能严重异常。麝香草酚浊度试验10μ，麝香草酚絮状试验（+++），脑磷脂胆固醇絮状试验（+++），谷氨酸－丙酮酸转氨酶360μ/L。又予肝病Ⅲ方，每日1剂。2个月后复查，诸症消失，肝功能正常。随访3年，再未复发。

【附】慢性肝炎案

吴某，男，41岁，技术员。患者于1972年9月感到腹部不适，腹胀，全身乏力，不思饮食，尤其闻到油味就感到恶心。

经医院检查发现肝肿大、脾大、无黄疸。化验检查示谷氨酸－丙酮酸转氨酶450μ/L，麝香草酚浊度试验

13μ，麝香草酚絮状试验（++）。住院治疗5个多月，肝功能逐渐恢复正常，但体质比较弱，饮食稍差腹部即有不适感。出院2个月后，肝功能又出现异常，谷氨酸–丙酮酸转氨酶406μ/L，麝香草酚浊度试验13μ，麝香草酚絮状试验（++）。且全身症状严重，胃纳呆，厌油，唇紫绀，眼涩，舌紫褐色，舌体肥厚，苔白。住院治疗，其间发现肝脏缩小，嘴唇发绀，滴水不入。输液后引起静脉炎，肝功能破坏严重，谷氨酸–丙酮酸转氨酶600μ/L以上，麝香草酚浊度试验20μ，麝香草酚絮状试验（+++）。经中西医结合治疗，全身症状逐渐好转，肝功能逐渐恢复正常。

出院后，经常有谷氨酸–丙酮酸转氨酶升高的情况，1976年5月查谷氨酸–丙酮酸转氨酶500μ/L以上，麝香草酚浊度试验17μ，麝香草酚絮状试验（+++）。前来求治，诊为慢性肝炎之肝郁气滞证。予肝病Ⅲ方加减。

处方：瓜蒌15g，枳实15g，半夏10g，佛手15g，甘草15g，黄连5g，当归15g，郁金10g。5剂。

服药后，全身症状逐渐好转，肝功能示谷氨酸–丙酮酸转氨酶292μ/L、麝香草酚浊度试验16μ，麝香草酚絮状试验（+++）。腹部不适减轻，饮食稍好，舌胖消失，舌紫褐色变浅。又服上方加减15剂，谷氨酸–丙酮酸转氨酶降至100μ/L以下，麝香草酚浊度试验6μ，麝香草酚絮状试验（+），肝区隐痛好转，腹部舒适，吃饭后无胀满现象，饭量增加。又服25剂，全身症状基本消失，面部有光泽。半年中，肝功能保持正常，能参加一般的体力劳动，并能正常工作。

结语

以清热开结降痰之小陷胸汤为基本方，合宽胸利膈、平肝和胃之品，组成肝病Ⅲ方。此方既有小陷胸汤的作用，又有理气利膈、调和肝脾的功用。用来治疗肝脾不调，肝气横逆，疏泄运化失职，症见脘腹胀满，肢倦乏力，胁肋隐痛不适，饮食欠佳，以及肝脾肿大、胸肋胀痛等，常可获效。此方也可用于黄疸消退后的善后调治、无黄疸型肝炎及迁延性肝炎的治疗。

本方治疗肝硬化虽有效，但毕竟属于攻伐之剂，仅适用于正盛邪实阶段，如病久体质虚弱，气血不足者，不可妄投。

第二十四章　大黄附子汤

大黄附子汤为温下之剂，主治寒实内结之肋下偏痛。功能温经散寒，通便止痛。仲景用本方治疗的病证仅此一条。

本方以大黄、附子、细辛组成。大黄苦寒，能攻实清热，但与辛温大热的附子相配合后即改寒下的作用为温下，因此能攻内结之实寒，再加细辛之温经散寒，更增强了去除寒邪的作用。故本方为祛冷除实寒的温下之剂。

本方治疗右肋下疼痛的效果明显，包括西医学的胆囊炎及部分胆道功能性疾患。

按《金匮要略》载，此方是治疗"肋下偏痛，发热脉弦紧，此寒也"，此外凡是右肋缘下疼痛（包括腹直肌挛急），投以此方大都有效。因本方以寒热并用，作为泻下剂，既有驱逐寒邪的作用，又有清热荡实的作用，对寒热实结之邪，都有一定效验。

据《皇汉医学》载："此方实能治偏痛，然不特偏痛已也。亦能治寒疝，胸腹绞痛延及心胸腰脚。阴囊㿗肿，腹中时时有水声，而恶寒甚者。若拘挛剧者，合芍药甘草汤。如上所云，不仅治偏痛，亦能治两侧肋下及腰腹痛。故不可拘泥于偏痛二字也。"

肋下痛（属胆囊炎）

【医案】

张某，男，35岁。于1968年开始患右肋下疼痛。食后尤甚，空腹减轻，并伴有食后恶心、呕吐等症。经某医院以肝炎治疗无效。1969年以来疼痛感觉逐渐加重，每到冬天发作较重，至春夏即自然缓解。疲劳和饮食不适时都能引起疼痛加重。后确诊为慢性胆囊炎，遂以胆囊炎治疗，服过不少中西药物，但病情一直时好时坏，每到冬天仍剧痛不休。患者的疼痛部位位于乳中线的肋缘下，局部拒按，绵绵作痛，间有剧烈发作，发作时恶心呕吐，脉沉而迟，舌质红，苔黄薄，食欲不佳，二便正常。治以大黄附子汤。

附子10g，细辛4g，大黄12g。宗此方先后共服30余剂，诸症痊愈，随访2年，未复发。

【附】特殊类型的右肋下疼痛案

王某，男，12岁。患儿患腹胀，开始是午后胀，以后即整日胀。1个多月以后，伴发阵发性的右肋下疼痛。

患儿父亲是医生，曾予对症治疗，毫无改善。后腹胀、肋痛持续加重，患儿体质也日渐衰弱。此后经历多家医院治疗，诊断意见不能统一，有的医院考虑为肝炎，或肝脓疡，或肝癌，有的医院考虑为胆囊结石或腹膜炎等，前后治疗2个月，俱不见效。

患儿就诊时已是发病后3个多月。腹胀经治疗已好转（具体药物不详），唯右肋痛加剧，部位在乳根下距腹中线五分处，数十分钟即发作一次，每天发作数十次，剧痛难忍，满床打滚，汗出淋漓，面色、口唇㿠白，二三分钟后即自行缓解，每于发作后精神更加疲惫不堪。脉浮数无力，舌淡，苔薄。胃纳尚可，二便正常。投以大黄附子汤，附子6g，细辛3g，大黄10g。2剂，共花费二角四分钱。

服药后其病若失，观察数月未复发。

按：本例患者，右肋下疼痛及腹胀已3个多月，经过多方诊断，意见不能统一。患儿就诊时，细按痛点在乳根下距腹中线五分处，结合当时的脉症及详询患儿，得知其平素饮食不节，嗜食生冷，考虑为寒实内结。《临证指南医案》云："冲脉隶于阳明。"因此，胃和冲脉的关系十分密切，互相影响。饮食寒温失常，日久则寒凝冲脉，阻其经气正常运行，因而发生剧烈疼痛。既为寒实之邪内结，必当温热攻下，以大黄附子汤治之，既能除实，又能祛寒，故服2剂即痊愈。

结语

根据笔者的经验，大黄附子汤治疗右肋下痛，应以如下3条为运用标准。

1.疼痛的部位必须以乳根下之肋缘距腹中线五分处为疼痛的中心点，而且有明显的压痛。

2.不因咳嗽和深呼吸而引起疼痛加剧者。

3.疼痛发作时拒按。

凡符合以上条件者，无论是病之新久，刺痛、钝痛、钻顶痛及隐痛者，以此方治之，大部分可以获效。以上所指肋下痛之病因病机，必须是寒热实结的患者。由其他原因引起的肋下痛不属本方主治范围。

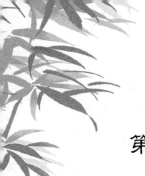

第二十五章　泻心汤

　　泻心汤的药物组成为大黄、黄芩、黄连,《金匮要略》用以治疗由于心阴不足、实热亢盛所引起的吐血衄血。

　　方中大黄、黄芩、黄连均属苦寒之品,三药合用能泄热泻火解毒,其中大黄泻实荡热的作用尤强,故可以治疗因邪热炽盛、迫血妄行而导致的吐血、衄血。此方治疗实证出血确有良效。治疗出血的药理作用,不是通过凉血止血而治愈的,而是通过泻火、泄热、解毒的作用,使邪去则正安,热毒解则血自止而达到治愈的目的。《血证论》立此方为群方之首,颇有见地。言:"心为君火,化生血液,是血即火之魄。火即血之魂,火升故血升,火降即血降也。知血生于火,火主于心。则知泻心即是泻火,泻火即是止血。得力大黄一味,逆折而下,兼能破瘀逐陈,使不为患。此味今人多不敢用,不知气逆血升,得此猛降之药,以损阳和阴,真圣药也。且非徒下胃中之气而已,即外而经脉肌肤,凡属气逆于血分之中者,大黄之性,亦无不达,盖其气最盛。凡人身气血凝聚,皆能以其药气克而治之,使气之逆者,不敢不顺。今人不敢用，往往留邪为患，惜哉，方名泻心，乃仲景探源之治，能从此悟得血生于心。心即是火之义，于血证思过半矣。"此论解析甚明，与徒用凉血止血之法治疗血证，判若霄壤。据《太平惠民和剂局方》之三黄丸（即本方作蜜丸），可以治疗三焦实热，症见高热烦躁、面红目赤、口疮肿痛、湿热黄疸等。此外可治因实热之邪干犯冲任而致女性逆经，还可以治疗因血热引起的头晕、头痛等疾患。

第一节　吐血、衄血、咯血

"血溢之由，唯气与火"，这是古人对出血证的认识。这一理论在出血证中的不少方面，是符合实际情况的。临床上实证的出血，多和火与气有关，故在治疗方面，首先应该清泄实热、解毒理气，杜绝出血之源，方为根本疗法。

【医案】

张某，男，55岁，建筑工人。患者平素体健，于盛夏时，在烈日下劳动，饱受暑热，忽患咯血。每日咯出40～50mL，血色鲜红，本单位医生用中药凉血之品、西药止血之剂，治疗数日，咯血量不减反增。

当时诊断，患者仅有口渴、头晕等表现，脉实大，舌质赤，其他未见异常。遂投以泻心汤。大黄12g，黄芩

15g，黄连5g。服2剂后，咯血减去大半，再服2剂痊愈。

第二节　逆　经

女性月经期，血从口鼻出，中医学谓之"逆经"。其病因病机多是由于实热之邪犯于冲任，波及胞宫，故当经血排出之际，热迫血行，血随热上逆，而为逆经。《医宗金鉴·妇科心法要诀》认为出现在经前或经期者多属内热壅盛，用三黄四物汤治之；出现在经后者多属阴虚血热内扰，用犀角地黄汤治之。根据笔者的临床经验，逆经不论出现于经前、经期或经后，用泻心汤治疗都有一定疗效。总之，此病治疗当以泄热泻火折逆之法为主，热邪得清，使血行其常道，则逆经自愈。

【医案】

宋某，年28岁。近1年来，每逢月经来潮时，腹部胀痛不适，当日即鼻出血，不能自止，血色鲜红。后值经期口鼻出血更多。急服泻心汤1剂，服后数小时，出血即逐渐减少，第2天完全停止。又宗此方加减化裁，继服2剂痊愈，再未复发。

第三节　头晕头痛

由血热引起的头晕头痛，以青壮年发病率最高。其病因病机多是由于火热之邪侵犯血分，血热上冲头部，侵扰清空，气血逆乱而为头痛。如果受热邪较重，即可发生热迫血妄行的血证；若感热邪轻微，未必造成当时出血，但羁留于血分，缠绵不愈。症见头晕头痛，发作时面红目赤，自觉面部灼热，口干舌燥，逢热即作，遇冷即差，中午甚，早晚轻，炎热之天甚，隆冬之日好转，脉多为实、大、数。

【医案】

崔某，男，12岁。患儿7岁时，随父由城市回山村，正值盛夏酷热之际，数十里山路不通车，完全依靠步行。从早晨走到傍晚，方才回到家中。患儿从此以后，即患头晕头痛，遇热即作，遇寒即差。痛时面红灼热，口干舌燥，数年来不断治疗未愈。予泻心汤改散剂服。大黄30g（酒浸3次，蒸3次），川黄连12g，黄芩15g，共为细末。日服2次，温开水送下，共服3剂而愈。

结语

泻心汤治疗出血证，是通过清热降火解毒而起作用的，为治本之法。对实热证的出血，用之确有立竿见影之效，而且有活血祛瘀的作用。不论治疗任何部位的出血，血止以后决不会遗留瘀血为害。但是运用本方治疗血证，必须辨证准确无误。确为实邪、热邪者为适应证，如因虚邪或虚实相兼引起的出血，切不可轻试。

泻心汤治疗女性逆经，因此类病证绝大多数是实热之邪犯于冲任，血随热上逆，而现口鼻出血，纯为实热之证，而虚寒引起的逆经临床上甚为罕见，所以凡遇此疾，投以本方每治多效，不必虑及虚也。

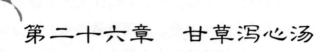

第二十六章　甘草泻心汤

　　甘草泻心汤，《伤寒论》用以治疗因误下引起的虚证痞满，《金匮要略》用以治疗狐惑病。

　　本方由炙甘草、半夏、黄芩、黄连、人参、干姜、大枣组成。方中重用炙甘草，主要取其有缓急的作用，即"病苦急，急食甘以缓之"，还有清热解毒的作用；加人参、大枣补虚益气；取半夏、干姜之辛温，黄连之苦寒。诸药并用，消其寒热互结的痞满，以达到寒去热除，痞消正复的目的。《伤寒六书》载此方可治动气在上，下之则腹满、心痞、头眩。《张氏医通》载：治痢不纳食俗名噤口，热毒冲心，头疼心烦，呕而不食，手足温暖者。《生生堂治验》载：可治梦游病和凭依症（属脏躁病的范畴，作者注）。

　　本方还能清热解毒，祛痰补虚，运化中焦，除湿热之邪，故可治疗癫痫、脏躁、口糜等疾患。

第一节　脏　躁

　　本证与精神因素有关，以女性患者为多。如思虑忧愁过度，久之气机不利，营血亏损，心肝血虚，血燥肝急，心神失常，因而导致该病。在未发作时有精神忧郁、幻觉、感情易冲动、知觉过敏或迟钝等先期症状。发作时胸闷急躁，无故叹气或哭笑皆非，妄言乱语，甚则抽搐，但面色不苍白，意识没有完全丧失，可以与癫痫鉴别。

对于脏躁，仲景以养心气、润燥、缓急的甘麦大枣汤治之。但临床上往往兼见气郁日久，气机不利，脾失健运，水湿停聚生痰。且湿聚久也易化热，痰热相结，影响心神，遂为恍惚、哭笑皆非之脏躁。症见躁扰不宁，渴不欲饮，胸下痞满，舌红苔腻。以甘草泻心汤健运中焦、清化湿热、祛痰补虚治之。

【医案】

贺某，女，38岁。因孩子暴殇后，悲愤异常，不久即现精神失常。每天下午至晚上即自言自语，哭笑不休，夜间虽能勉强入睡，但一夜之间数次惊醒，心悸不宁，躁扰不安，精神恍惚，有时独自乱跑，早上至上午的时间则清醒如常人。如此2个月之久，虽经断续治疗，时好时坏，不能巩固。

初诊时，患者正在清醒的时候，故能将自觉症状叙述清楚，心神或清醒如常，或模模糊糊，烦冤，懊恼，胸下憋胀不舒，口干舌燥，但不欲饮水。善太息，易感动。脉数大无力，苔白腻。证属心肝血虚，血燥肝急，兼痰热壅聚，时扰心神所致。遂投甘草泻心汤，炙甘草30g，半夏10g，党参15g，干姜6g，黄连5g，黄芩10g。连服3剂，症状大有好转。后宗此方加减服10余剂，诸症痊愈。

第二节　癫　痫

癫痫，见于《内经》，是一种发作性神志异常疾病，又名胎病，说明《内经》早已指出病因中的遗传因素，或因惊恐，情志失调，饮食不节，劳累过度，伤及肝、脾、肾三经，使风痰随气上逆所致。症见短暂的失神、面色苍白、双目凝视，但迅速恢复常态；或见突然昏倒，口吐涎沫，两目上视，牙关紧闭，四肢抽搐或口中发出类似猪羊叫声，醒后除感觉疲劳外，其他一如常人，时有发作。在发作阶段，治宜豁痰开窍，息风定痫。

癫痫发作的病理因素以痰为主。由于痰聚而气逆不顺，于是导致气郁化火，火升风动，夹痰上蒙清窍，横窜经络，内扰神明，以致痫证发作。若痰降气顺，则发作渐止，神志渐苏，醒后外观如常人。甘草泻心汤治疗此病，可以健运中焦，清化痰热，降痰顺气，可减少或消除痰浊气郁的病理因素。

以本方制成丸剂久服可治疗发作较轻，间歇时间较长的轻型癫痫，或有治愈者。对病程长、病情严重的虽未必能根治，但在改善症状方面，有一定意义。

【医案】

李某，女，68岁。患者平素精神抑郁，性格内向，患癫痫半年余，约1个月发作一次。发作时突然昏倒，不省人事，口吐白沫，两目上视，四肢抽搐，约持续5分钟后，即进入昏睡状态，半小时左右清醒。醒后除感头痛、心悸、疲乏外，余无不适。曾服苯妥英钠及氯氮䓬等药治疗，症状未见明显改善。后改服甘草泻心汤，制成丸剂，连服半年，在服药期间癫痫发作2次，后一直未复发。

第三节　口　糜

口糜，《素问·气厥论》说："膀胱移热于小肠，鬲肠不便，上为口糜。"多因膀胱水湿泛溢和胃肠积热，脾经湿热，日久湿热蕴结，化为热毒，循经上行，熏蒸口舌，腐蚀肌膜。临床所见除口腔舌尖有红白色糜烂点外，多与大便的正常与否有关。有的患者在发病时大便干燥或稀薄，口糜好转后，大便即正常；也有的患者则在平素大便燥结，口糜发作后，大便反而正常，其表现因人而异。这就更进一步说明了本证是由于湿热弥漫于肠胃为患。

甘草泻心汤治疗本病有一定的效验，尤其是经久不愈、缠绵反复的，久服此方，大多能根治。甘草泻心汤有清热解毒、健脾燥湿、发散郁热的作用。热郁而发之，故对湿热郁久、蕴滞不消的口糜有良好疗效。

【医案1】

张某，女，34岁。患口糜五六年，曾用过多种中西药治疗，都是暂时有所缓解，不能根除。其口疮严重时大便干燥，口疮好转后大便转为正常。后服甘草泻心汤治疗，口疮有好转。其后连服30余剂，口疮终于痊愈，数年来未复发。

【医案2】

刘某，男，30岁。生口疮数日，后蔓延到舌背舌腹，整个口腔和舌部完全糜烂。食物、水浆皆不能下咽，喝水都痛苦万分。全身发热，胸下烦闷，大便不通，小便短赤，脉虚而数。遂投以甘草泻心汤加减。

炙甘草50g，黄连6g，黄芩10g，干姜10g，党参15g，半夏10g，桔梗15g。水煎服，缓缓咽下。服2剂后，自觉好转，共服6剂痊愈。

结语

甘草泻心汤一方，笔者在《金匮要略》治疗狐惑病的启示下，曾用于治疗多种神志失常之精神病患者，大都有效。此外，还可治疗梦魇、小儿夜啼不止、易于失惊等证，疗效良好。

　　甘草泻心汤治疗癫痫，不如安宫牛黄丸之疗效好，但在安宫牛黄丸药源缺乏的情况下，此方还是比较理想的选择。

　　甘草泻心汤治疗口舌糜烂效果甚好。口舌糜烂多为湿热之邪蕴结于胃肠，久之，上则熏蒸于口舌，下则迫于大肠，引起口腔糜烂和大便失常。甘草泻心汤具有清热、燥湿、固胃肠的作用，是治疗此病的基本方。

第二十七章　黄连阿胶汤

黄连阿胶汤，《伤寒论》中用以治疗邪随热化，伤及心肾之阴，阴虚阳亢，而出现心中烦、不得眠的证候。

本方由黄连、黄芩、白芍、阿胶、鸡子黄组成。黄连、黄芩清泻心火；白芍、阿胶、鸡子黄滋养阴血，解热毒，刚柔相济，既可扶正，又能祛邪。因而，可以治疗由于热邪伤及心肾之阴，阴虚阳亢，水枯火炎所造成的各种证候。

黄连阿胶汤证之心烦不得卧与足少阴肾经、手少阴心经都有密切关系。肾属水，心属火，水升火降，则心肾既济而能安寐；肾水不足，心火有余，水不升，火不降，心肾不交，所以心烦不能安寐。欲求安寐，必当除其心烦，而欲除其心烦，必须滋其肾阴，制其心火。黄连阿胶汤正具有这样的功能，所以临床治疗阴虚阳亢、心肾不交的心烦不得眠，有良好的效果。

前贤对本方的应用：①《张氏医通》：黄连阿胶汤治热伤阴血便红。②《医宗必读》：黄连阿胶汤，一名黄连鸡子汤，治湿毒下利脓血，少阴烦躁不得卧。

本方除用于上述病证有效外，尚可治疗以下诸证。

第一节　心中烦（属重证者）

如邪热炽盛或郁久伤及心肾之阴较为严重者，或心肾之阴素虚者，往往会造成肾阴虚不能上济于心，心火亢盛而出现心中烦。症见心中烦闷，躁动不安，睡卧不宁，舌质红，少苔，脉多浮细而数。

《伤寒论浅注》对此方注曰："下焦水阴之气不能上交于君火，故心中烦，上焦君火之气不能下入于水阴，故不得卧。"

【医案】

乔某，女，19岁。患发热病后，出现心中烦，躁扰不宁，夜卧不安，忽坐忽起，忽在炕上乱滚，无休无止，狂呼怒骂，但神志十分清楚，并非神昏谵语。如此日夜不休，凡九日九夜，头晕，口苦，身热面赤，脉浮数，舌质红绛、少苔、津枯。遂投以黄连阿胶汤，日服1剂，4剂后，诸症悉愈。

第二节　心中烦（属轻证者）

热邪伤及心肾之阴，程度较轻者，仅有心中烦冤，心神不安，行为似不能自持。

【医案】

刘某，女，30岁，工人。无任何诱因，突然出现心烦，但每天仍能坚持上班，只是自觉心中烦闷。如此数日后，逐渐发展为行动不能自主，不论在何地，坐不到5分钟就要走，每天情不自禁地乱走，但神志很清楚。就诊时，舌脉皆属正常，也无任何兼证，服黄连阿胶汤2剂痊愈。

第三节　失　眠

引起失眠的原因很多，但是由于肾阴不能上济，心火独亢所引起的病例，在临床上并不少见。

【医案】

某老年女性，60岁。失眠达11年之久，每夜最长能睡3个小时，严重时曾连续多日彻夜难眠。每到夜晚22时左右，即感到心中烦闷不适，稍事活动或游走后即觉心胸舒适。一切安眠药、安神镇静药均无作用，患者颇为所苦。诊时颜面潮红，脉数有力。予黄连阿胶汤，日服1剂，经服4剂后，每天已能睡眠5个小时以上。继服20余剂，睡眠已基本正常，以后虽偶尔也出现失眠，但比起以前来已大为好转。

结语

黄连阿胶汤治疗心中烦，根据临床表现可以分为轻重两型。以上所举的2个典型病例，即可说明这个问题。关于重型的病例比较少见，轻型的较多见。

黄连阿胶汤不仅有清心火、补心血的作用，更有滋肾阴而于补阴中敛阳的功能。如柯韵伯对本方解释曰："此少阴之泻心汤也，凡泻心必借芩连，而导引有阴阳之别……病在少阴而心中烦不得卧者，既不得用参甘以助阳，亦不得用大黄以伤胃，故用芩连以直折心火，用阿胶以滋肾阴，鸡子黄佐芩连于泻火中补心血，芍药佐阿胶于补阴中敛阳气，斯则心肾交合，水升火降，是以扶阴泻阳之方，而变为滋阴和阳之剂也。"柯氏对此方解释颇为详尽，所以在临床上用以治疗心肾阴虚阳亢所致的心烦、烦躁失眠等，能取得一定疗效。

本方所治疗的心中烦与栀子豉汤的鉴别，可参看栀子豉汤的结语部分。

第二十八章　葛根芩连汤

葛根芩连汤是一首表里双解之剂，由葛根、黄芩、黄连、甘草4味药组成。方中葛根为主药，具有解肌透表的作用；黄芩、黄连苦寒，清除里热；甘草和中安正，解热毒。诸药合用，共奏解表清里之功。仲景在《伤寒论》中用来治疗太阳病表邪未尽，误用下法，致邪热入里，引起的协热下利，并喘而汗出之证。唐容川说："痢证初起而发热恶寒者乃内有郁热，外感风寒，风能煽热，互相蒸发，是生寒热，宜兼疏其表，故宜葛根芩连汤。"陆九芝说："唯宗仲景葛根芩连一法，出入增减，此治痧疹之要道焉。"又说："此温病辛凉之轻剂为阳明主方，不专为下利设也，尤重在芩连之苦，不独可升可降，且合苦以坚之之义，坚毛窍可以止汗，坚肠胃可以止利，所以上方又有下利不止之治。"

本方运用于临床除可以治疗表证未解又兼里证之病外，还可以运用于痢疾、腹泻等脉证偏热者。特别是婴幼儿消化不良属实热者，服用本方，常可收到立竿见影之效。

第一节　下利（表里同病）

此证多因外感表证失治误治所致，其表证未罢又现里证。临床上可以见到既有表证之发热、苔白、脉浮数，又可见纳呆、下利等里证。此时单用解表法则里证不除，单用清里法则表邪难去，故用本方表里双解，大多一二剂即愈。

【医案】

张某，女，10岁。发热咳嗽1周，每日体温维持在39～40℃，曾肌内注射青霉素、链霉素治疗4天，并累用退烧药等，有时体温稍降，但隔数小时后又升高，终未降到38.5℃以下。近二三日来又伴有纳呆、腹泻，苔薄白微黄，脉数，属于表里同病。投以葛根芩连汤加杏仁、苏叶、前胡、麦冬。1剂以后微汗出，体温下降到37.5℃，咳嗽减去大半；2剂后热退身凉，咳嗽止，胃纳开，大便正常。又予清热调补之品2剂，以巩固疗效。

第二节　婴幼儿消化不良腹泻

婴幼儿消化不良腹泻是儿科常见病证，根据其临床表现，可以分成实热泻和脾虚泻两大类型。

实热证由于消化不良引起的腹泻发病急、病程短、变化快。主要原因为外感湿热，内伤饮食，湿热之邪停滞于胃肠影响脾胃之消化功能，而出现发热，暴注下迫、腹部热痛、泻下之物色黄臭秽、口干欲饮等症状，舌质红，苔黄，脉数。临床上选用葛根芩连汤加减化裁，解表清里，效果良好，常一二剂即可治愈。

至于脾虚泻，则另当别论，不属此方治疗范围。

【医案】

董某，男，1岁。发热、呕吐、腹泻4天，日泻10余次，泻下稀水并夹有奶瓣，味腥臭，量多，尿量减少，伴有呕吐、口干欲饮，体温38℃，脉搏每分钟120次，精神萎靡，眼窝凹陷，舌质红，脉数，指纹紫。西医诊断为消化不良，中度脱水，故先按80mL/kg体重静脉注射补液。

中医辨证为实热泻，以葛根芩连汤加茯苓、乌梅、白术、泽泻等药，清泄湿热，健脾止泻。1剂后腹泻次数明显减少，每日仅有2～3次，稍稀，未吐，精神好转，食欲增加。再服1剂，大便转正常，诸症消失而痊愈。

结语

葛根芩连汤治疗热泻或痢疾，不论有无表证，只要是因内热所引起的泄泻、下利，皆有效验。特别是儿童，用此方治疗效果更好。

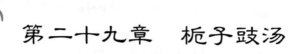

第二十九章　栀子豉汤

　　栀子豉汤由栀子、香豉组成,《伤寒论》中主治吐下后，虚烦不得眠，心中懊侬烦热，胸中窒者；大下之后身热不去，心中结痛者；心中懊侬，舌上苔者；心中饥不能食，但头汗出者；下利后更烦，按之心下濡者等虚烦证。

　　栀子性寒，能解热除烦；香豉味苦,《本经疏证》说："豆豉治烦躁满闷，非特由于伤寒头痛寒热者可用，即由于瘴气恶毒者亦可以用也。"又《本草汇言》载："淡豆豉治伤寒寒热头痛或汗吐下后虚烦不得眠，甚至反复颠倒，心中懊侬，咸能治之。"

　　本方为泄热除烦之剂，栀子苦能泄热，寒能胜热，热邪得泄，不致留扰胸膈。香豉由大豆制成，轻浮上行，化浊为清，功能宣透解郁，且能敷布胃气，对余热留扰胸膈所致的虚烦懊侬，确有良效。临床实践证明，此方不论在汗、吐、下之前还是之后，只要因热邪烦扰所致之虚烦懊侬皆可用之，所以读古人书，用古人方是不能拘泥不化的。

　　本方应用范围：①阴虚劳复，兼感外邪者（宜加滋阴解表之品）。②出痘烦躁者。③汗下后正虚，痰涎滞气凝结上焦者。④治暑热霍乱可以解暑，又为宣解秽毒、恶气之圣药。

本方治疗上述疾病效果明显，笔者在临床上运用本方有以下体会。

第一节　虚烦懊憹

虚烦懊憹是患者的一种自觉症状，这种症状可为阵发性发作，也可为持续性发作，表现为胸中躁扰不宁、烦冤不安、窒塞不舒。

本证在临床上并不少见，凡由于热邪郁于胸中，扰其清阳之府所引起的烦躁，皆可以栀子豉汤治疗，多能获效，不必拘于《伤寒论》条文。

【医案】

殷某，女，45岁。由外感发热后复受精神刺激，遂引起心中烦，已3个月之久，近十几天来，每天早晨心烦加重，怵惕不安，心绪不宁，夜间影响睡眠，并伴有头晕、耳鸣、食欲不振、口渴欲饮等症，脉数无力，舌红苔少。由于患者好动，笔者误认为有坐立不安的躁动现象，遂予黄连阿胶汤，服2剂后无效。又经细询患者，发现有胸中烦热、闷塞不舒的表现，忽悟是热邪内扰胸中，改投栀子豉汤（栀子15g，香豉15g），服2剂痊愈。

第二节　胸满（属胸中窒塞者）

《伤寒论》载："发汗若下之而烦热，胸中窒者，栀子豉汤主之。"在临床上，胸中窒是患者的自觉症状，究竟是什么样的感觉，长期以来笔者难得要领。后遇一名患者，患胸中满闷达半年之久，屡用行气降逆、利膈宣肺、陷胸泻心之辈，无明显效验。细审脉证，患者虽以胸满闷痞塞不舒为主症，但伴有心中烦热口燥，以及虚烦不眠、舌红、苔老、脉数等脉症。经反复考虑，似与仲景栀子豉汤证相符，遂改用栀子15g，香豉15g，甘草6g，黄芩10g，枳壳10g。服3剂后，诸症明显好转。又去芩、枳，再服2剂而痊愈。由此始悟出仲景栀子豉汤证"胸中窒"是指胸中痞塞不通与烦热并见而言。以后凡遇到此种证候大多以栀子豉汤为主，适当加减治之，应手取效。

结语

栀子豉汤主治热邪扰于胸中的心中烦和虚烦不得眠，但"心中烦"很容易与黄连阿胶汤证之"心中烦"相混淆，如不详细辨证，很难区别。实际上两者之间有明显的鉴别条件，栀子豉汤的"心中烦"是因热邪扰于胸中所致，故大多有胸满闷的证候，而且即使是"卧起不安者"也仅是烦而不躁；黄连阿胶汤的"心中烦"，是因心肾阴虚，虚火亢盛，故烦而躁动不安，欲卧不得。所以二者是有明显区别的，且栀子豉汤证有烦热，而黄连阿胶汤证则无。

　　"胸中窒"和其他胸满气促等症，也是有明显区别的。栀子豉汤证的"胸中窒"虽以胸中窒塞之感觉为主，但仍兼有虚烦、烦热或有不眠之症；而其他原因引起的胸中满闷，则无这些症状。

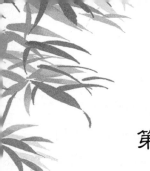

第三十章　苦酒汤

"苦酒汤"是《伤寒论》用以治疗痰火互结、咽部糜烂而导致声音嘶哑、语言不出的有效方剂。

本方由半夏、鸡子清、苦酒（即米醋）组成。方中半夏燥湿化痰，消痞散结；鸡子清润肺利咽，清热解毒，治咽痛；米醋散瘀，消痈疽疮肿，散水气，敛咽疮，治一切恶水血痰、癥结痰癖，又能敛降阴分中热淫之气。这三味药虽然平易简单，但合用有化痰散结、散瘀消肿、敛疮、清热利气的作用。

《伤寒论》记载："半夏（洗，破如枣核）十四枚、鸡子一枚（去黄，内上苦酒，着鸡子壳中）。上二味，内半夏苦酒中，以鸡子壳置刀环中，安火上，令三沸，去渣，少少含咽之。不差，更作三剂。"

按上述制法是用鸡子一枚去黄，将苦酒加入鸡子壳中，苦酒的量最多只能是取出鸡子黄的量，绝没有再加入14枚半夏的空隙，这种制法很可能是相传讹错，笔者在临床应用本方时改用如下的制法。

以制半夏10g，水一碗，煎20分钟左右，去渣入米醋60mL，待半冷时加入鸡子清2个，搅拌混匀，少咽之，每日1剂。徐徐含咽，意在使药汁浸渍患处，内服中寓外治之法。改为上述的制法和服法，毫不影响疗效。

经过临床实践，苦酒汤不仅对治疗《伤寒论》中所述咽喉生疮的声音嘶哑有效，而且可以普遍应用于失音实证的治疗，即痰火互结，或咽部充血、水肿、影响发音，诸如演员、歌唱家的声音嘶哑属于实证者皆有疗效。虚证失音则不宜服用本方。

"失音"古称"喉喑"，即声音嘶哑发不出音来。这一病证有虚证、实证之分。如突然发生失音，虽是语声重浊而不清晰嘹亮，但犹有声闷气粗有力之势，这种失音称为"暴喑""卒喑"，多属实证。病因病机多由于风寒之邪侵袭，内遏于肺，或风寒日久化热郁肺，或风热夹痰，窒塞于肺，肺气被遏，失于宣通，肺脉上通于咽喉部，气道受阻，而致声不能扬。因此失音一证，病位虽属咽喉，但与肺功能正常与否有密切关系。所以凡属实证的失音，概称为"金实不鸣"。

如因久病或无明显症状，而逐渐形成声音嘶哑，这种类型的失音常表现为语声低怯、苍老、少气无力者，称为"久喑"，多属虚证，即"金破不鸣"。此证多因阴液不足，不能制其亢阳，致火刑肺金而成。此外如呼吸系统有了恶性病变，也能失音，这就另当别论了。

多年来，笔者运用苦酒汤治疗实证失音，疗效颇为满意。

【医案】

王某，男，16岁，晋剧演员。于就诊前2个月突然失音，语声全无，曾经喉科诊断为声带水肿，肌内注射青霉素、链霉素，以及服用清热消肿利咽之中药6剂，无疗效。予苦酒汤1剂以后，声音豁然嘹亮，共服3剂痊愈，再未复发。

第三十一章　麻黄细辛附子汤

麻黄细辛附子汤由麻黄、细辛、附子三味药组成。仲景用以治疗"少阴病，始得之，仅发热，脉沉者"的感寒证。本方是攻表发汗、温经扶阳、散寒之补散兼施之剂。少阴病为阳气虚寒证，本不应发热，若初起而反发热，是兼有表证，故用麻黄附子细辛汤温阳解表。本方证虽属阳虚而兼外感，但既发热，说明阳气尚不至过虚而可抗邪；如不发热者，则为阳虚不能抗邪，属阳虚里寒之证。在治疗方面，就应以温阳散寒补虚为主。

麻黄细辛附子汤减去峻烈发汗之麻黄，加白术、炙甘草，既可温阳散寒，又能补中益气，对治疗阳虚型的外感证，颇能取得捷效。

第一节　感冒（属阳虚者）

外感表证大多以发热恶寒为主证。恶寒是风寒侵于体表，阳气不能及时达表抗邪，发热是阳气抗邪，邪正交争的结果。有部分患者，当外感寒邪后，恶寒、体痛、骨节疼痛、头项强痛、咳嗽或喘等表证具备，唯不发热，脉迟缓。此为阳虚无力抵抗外邪，属阳虚里寒之证，即《伤寒论》所说："无热恶寒者，发于阴也。"在治疗方面，如以表散之法，不仅无效，而且使病邪羁留不去。对此病之正确治疗，必须是温阳扶正，兼散寒邪，补散兼施，方可达到祛邪的目的。用麻黄细辛附子汤，去麻黄，加白术、炙甘草，应手获效。

【医案1】

杨某，男，86岁。平素阳虚体寒，经常外感风寒。感冒后，恶寒，头项强痛，骨节疼痛，咳嗽，无汗，脉迟，从不发热。予附子10g，细辛3g，白术12g，炙甘草10g。2剂后痊愈。之后每患感冒即服此方，甚效。

【医案2】

王某，男，45岁，中医师。每感冒后，头项强痛、恶寒、骨节痛、鼻塞声重、咳嗽等外感表证具备，唯不发热，脉迟缓。用一般治疗感冒之中西药物无效，缠绵不愈。遂予附子10g，细辛3g，白术10g，炙甘草10g。水煎服，2剂后即诸症痊愈，每治每效。

第二节　痛痹（属阳虚感寒者）

素体阳虚，复遭风寒之邪，侵袭肌表，滞于脉络，症见肢体疼痛、手足不温、得热则痛减、遇寒则痛甚、春夏好转、秋冬加剧、脉沉迟等一派阴寒表现者，服此方可获效。

【医案】

乔某，男，59岁。周身疼痛，游走不定，每到冬季剧痛难忍，拥被卧床。次年春天，天气渐暖，疼痛也随之缓解。到盛夏时，则疼痛消失。数年来逐渐加重，面色萎黄，肢体消瘦，脉迟而弱。治以麻黄细辛附子汤加减，于秋末冬初即开始服用。

附子30g，细辛15g，白术30g，炙甘草30g。制成散剂，日服10g，服至初夏即停。当年冬天疼痛大减，第2年冬天痊愈。以后不论隆冬盛夏，都能参加轻微体力劳动。

结语

阳虚感冒，临床并不少见。这种类型的患者，每患感冒时，概不发热。不论用中西药物治疗，有的总是迟迟不愈。这是因为患者平素阳气不足，一旦外感风寒后，本身之阳热无力抗邪，因而外感表证具备，唯不发热，脉迟或沉。在治疗方面，若用解表之法治之，则实难治愈，因解表之法须依靠身体之正气，方能抗邪外出，今在卫阳不足的情况下，必须借助温热药的力量，扶正兼祛邪，方可奏效。

麻黄细辛附子汤去麻黄，加白术、炙甘草，用以治疗此病，少则1剂，效果卓著。

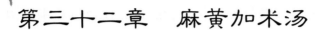

第三十二章　麻黄加术汤

麻黄加术汤见于《金匮要略》，由麻黄汤加白术组成。方中有麻黄、桂枝、炙甘草、杏仁、白术5味药，主治湿停于肌表，兼夹风寒之邪，而致身烦痛的证候。

麻黄汤是发汗峻剂，善攻在表之风寒，为治太阳经表实证的主方，主治肌表停湿，湿扰于气分，兼夹风寒之邪，而发生的肌体烦痛。在治疗方面，一般情况下表湿当以表解，应以发微汗而解之，若以峻烈发汗，则风寒虽解而湿邪独留，病必不除。麻黄加术汤，方中重用白术，既能缓解麻黄汤之峻烈出汗，又有除肌表之湿的作用，使风湿之邪得微汗而解。

本方用于临床，治以下类型的风湿烦痛，有一定疗效。

第一节　行　痹

风湿之邪停于肌表，阻碍肌表的气血运行，日久不愈，成为邪衰正不足的状态。症见周身游走性疼痛，痛无定处，即古人所谓"行痹""风痹"之类。患者一般表现为肌体喜按，皮肤不润，喜热怕冷，疼痛反复，缠绵不愈。以麻黄加术汤治疗此病，一方面是去除在表之风湿，另一方面是补气扶正。麻黄、桂枝可通阳助阳，阳盛则能促进血脉运行，使肌表之气血比较充沛，既可抗邪，又可濡养温煦肌肉筋脉，以使邪去正复；白术培补正气。诸药配合，扶正祛邪，达到治愈的目的。这种病证大多病程较长，在治疗方面，既要去除病邪，又要培补正气，因而宜缓缓收效，不能操之过急。服用此方时可酌加当归、川芎等养血活血之品，或加党参、黄芪等助气之药，宜制成丸剂或散剂，久服自能生效。

【医案】

张某，女，48岁。患周身游走性疼痛，每晚必令其丈夫踩按四肢，或用木锤敲打1~2小时方能入睡，三四年以来天天如此，否则不能入睡，疼痛难忍，天寒阴雨时更甚。患者手足不温，皮肤枯槁，不论冬夏，很少出汗，精神疲惫。予麻黄加术汤加减。

麻黄60g，桂枝60g，白术120g，杏仁45g，当归30g，川芎30g，甘草30g。上药共为细末，日服12g。服到20天的时候，患者自觉手足温暖，疼痛略有减轻。最令患者喜悦的是，近日来每服药1小时后，即感手足心津津出汗，这是以往罕见的事，所以服药的信心更足了。共服上方加减3个多月，疼痛基本消失。后兼服调气血之剂以巩固之。

　　按：本例患者，周身疼痛数年之久，既往凡攻邪、补正、通经、活络之品，无药不服，但效果总不明显。因其病因病机为湿邪久留，阻遏经络气血运行，卫阳被阻，开阖失司，故难于出汗，脉络长期失养，故喜温喜按，疼痛久而难愈。在治疗方面，单纯攻邪或补正皆不合适。麻黄加术汤加味既能缓攻在表之风湿，又兼有补正之功，因而获效。

第二节　湿　痹

　　风、寒、湿邪合而为痹，湿痹是痹证之以湿邪偏胜者，亦名"着痹"。《素问·痹论》说："湿气胜者，为着痹也。"用麻黄加术汤治疗以下两种类型。

1. 以周身烦痛，一身浮肿为特征者

　　所谓"身烦痛"是疼痛剧烈，不得安静的状态。因风、寒、湿之邪尤以水湿更盛，蕴于肌表经络致气血阻塞，运行不利，故发生疼痛。且体表之阳虚，阳不能化湿故微肿，湿留肌肉而烦痛。此证发病急剧，症见周身烦痛，四肢、面目轻微浮肿，肢体沉重，阴雨天寒尤甚，或兼有小便不利者。

【医案】

　　王某，男，农民。因在田间劳动，忽受风寒侵袭，数日后即周身关节烦痛，并呈游走性，尤以下肢为甚，

局部指压凹陷不起,疼痛拒按,肌体沉重,举步艰难,大便正常,小便短赤,脉大而数。曾用五皮饮加减治疗无效。脉症相参,诊为湿滞肌表,留于肌肉,风湿相搏。投以麻黄加术汤,嘱其勿大汗。服2剂后,疼痛稍减轻,浮肿消退。后上方加羌活、苍术各15g,继服2剂后疼痛大减,以后调养数日痊愈。

2. 治疗风湿相搏,一身尽痛,有恶寒发热表证为特征者

风、寒、湿之邪聚积于体表,故临床既有发热恶寒之表证,又有风湿相搏之疼痛。此病发病急,病程短。发病的原因为患者平素体表有湿,停于肌肤之间,又感风寒之邪,风寒与湿相合而作痛,疼痛剧烈。一般临床以无汗者多,有汗者少,治以麻黄加术汤加减,微汗则愈。

【医案】

曹某,男,28岁。冬月,患者发寒热,头项强痛,周身疼痛难忍。前医认为是感冒,服药、输液治疗3天,症状毫无减轻。

患者热多寒少,皮肤触之有灼热感,而且疼痛剧烈,稍有转动即呼号难忍,不似外感之轻微疼痛,口干欲饮,小便短赤,气粗微喘,脉滑数有力,舌质红,苔薄白。诊为风湿相搏,湿有化热之趋势,予麻黄加术汤加减。

麻黄10g,桂枝6g,甘草10g,杏仁12g,白术12g,

石膏30g，黄柏15g。服1剂后，汗出津津，疼痛虽未明显好转，但发热已大为减轻。宗上方加减继服2剂，疼痛、发热去十之八九，又以上方加减再服2剂痊愈。

结语

麻黄加术汤治疗风湿相搏之疼痛，对疼痛呈游走性、痛无定处者有效。如沉着固定于大小关节疼痛者，此方效果不佳，宜服桂枝芍药知母汤。疼痛急性发作者，宜用汤剂；如病程较久，属沉疴痼疾者，宜用散剂久服。

第三十三章　越婢加术汤

越婢加术汤出自《金匮要略》，由越婢汤加白术而成。越婢汤是《金匮要略》中是治疗风水的方剂。主治一身尽肿，脉浮而渴，续自汗出，无大热之证。越婢汤的组成是麻黄、石膏、甘草、生姜、大枣。方中以麻黄配生姜宣散水湿，配石膏清肺胃之热，合甘草、大枣补益中气，因而可散皮表之水。越婢加术汤除有越婢汤的功效外，还可以健脾以除外湿，兼治里水，故为表里通治之剂。

本方在《备急千金要方》中还提到可治"治肉极热则身体津液脱，腠理开，汗大泄，厉风气下焦脚弱"之证。但从以上这段论述来看，"下焦足弱"和前面的"厉风气"似不相衔接。日本人尾台氏引《外台秘要》有以下解释："肉极云者，肉变色，多汗，体重倦怠，四肢不欲举，不欲饮食，食则咳，咳则右肋下痛，隐隐引肩背，不得移动，名曰厉风。"以上所述，只是解释了厉风的症状，关于下焦足弱的病因病机没有做详细论述。根据上条提示，下焦足弱的病机不可能是因身热大汗泄而造成，否则不会有既因大汗泄津脱等造成的足弱病证，而再用麻黄表散风湿，更促使大汗泄之理。而下句之"下焦足弱"的病因病机，根据笔者的临床经验，则是因水湿充斥表里，使经脉之气不得畅行，致气血不充，不能温煦和濡养下焦筋脉，筋脉长期失养而致足弱，甚则不任使用。用越婢加术汤是散除表里之水邪，使水湿去而气血通畅无阻，筋脉得其养则下焦足弱自愈。笔者曾用越婢加术汤治疗由于长期下肢水肿而致足弱不用的患者，获得捷效。

【医案】

韩某，女，32岁。患者生产第3胎后不久，即出现两下肢浮肿，肿势并不严重，故未引起足够重视。2年来，时轻时重，虽然断续治疗，但未治愈。突然于去年春天双下肢软弱不任使用，步履艰难，逐渐加重。后即使行三五步也须别人扶持。服用中西药及针灸治疗，无显效。

患者面容消瘦，精神倦怠，口渴能饮，食欲尚好，动则易汗，两下肢浮肿，按有指凹，触之冰冷，自己站立不稳，摇摇欲仆，凡抬腿迈步，均须别人帮助，脉大而数，舌红苔腻。投以越婢加术汤加减。

麻黄10g，石膏15g，甘草10g，白术15g，茯苓30g，防己15g，生姜6g，大枣5个。水煎温服，5剂。

服药后，尿量增多，下肢浮肿有明显好转，而行动也比以前有了转机。宗原方再服5剂后，下肢浮肿已近消失，虽然仅能缓慢行走二三十步，但已不须人扶持。

以后又改服调补气血、强壮筋脉之剂，缓缓收功。

结语

越婢加术汤所治疗的足弱和一般"筋痿"的足弱相比较，在病因、病机及治疗方面，有严格的区分。这是由于长期的下肢水肿，阻碍了气血的运行，使下肢筋脉得不到足够的温煦、濡养，因而致筋脉软弱不任使用。"筋痿"是因热邪伤津，筋脉失养，而致筋脉松弛，不任使用。在治疗方面，前者以逐水消肿为主，后者以滋阴和血兼助阳气为主。

越婢加术汤证的下焦足弱，不独越婢加术汤治疗有效，凡是健脾除湿消肿之剂，久服皆能取效。即所谓"师其意，而不泥其方"。

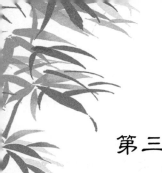

第三十四章　吴茱萸汤

吴茱萸汤,《伤寒论》用以治疗中下二焦虚寒, 夹浊阴上冲所致的各种证候。

本方由吴茱萸、人参、生姜、大枣组成。吴茱萸温中下气散寒、降逆止呕, 并有止痛作用。《本草经疏》说:"凡脾胃之气, 喜温而恶寒, 寒则中气不能运化, 或为冷食不消, 或为腹内绞痛, 或寒痰停积, 以致气逆发咳, 五脏不利。吴茱萸辛温, 暖脾胃而散寒邪, 则中自温, 气自下, 而诸证悉除。"人参、大枣益气补虚, 可使中焦气盛, 配伍补阳之药, 以利于祛寒扶阳。生姜有散寒止呕、降逆逐水的作用。诸药合用, 共奏温中祛寒、补虚、降逆止呕之功。可以治疗肝胃虚寒、浊阴上逆所致的呕吐、烦躁、头痛、手足厥逆等证。

根据此方药物的功效, 运用于临床以呕吐、头痛、烦燥、吐沫为主证者, 还须兼手足厥逆、脉沉迟等虚寒脉症, 不论新久, 均有一定效验。

第一节　呕吐（属胃寒者）

由于中阳不足，胃腑虚寒，不能腐熟水谷，浊阴之气上冲，故出现呕吐。症见食欲不佳，消化迟滞，食后呕吐，喜热怕冷，手足厥逆，脉多沉迟或虚缓无力，舌淡苔薄。

【医案】

杨某，男，42岁。偶尔饮食不适时即呕吐，吐出未经消化之食物及黏液，但量不多，因此未引起足够重视，如此持续了将近10年。近1年来病情加重，发展为每日饭后隔1～2小时，即频频呕吐不止，天气寒冷时尤其严重。曾用过不少和胃止呕的药物，未曾获效。现手足厥逆，消化迟滞，脉沉而迟。治以吴茱萸汤。

吴茱萸12g，人参6g，生姜30g，大枣5枚。

服3剂后，呕吐减十之五六。继服3剂，呕吐又回到原来的程度。经询问情况才知因当时未找到生姜，而以腌制过的姜代替，不仅无效反而使病情反复。后配以生姜再进4剂，呕吐减十之七八，饮食增加，手足厥逆好转。宗此方化裁，共服20余剂，呕吐止。随访1年，未复发。

第二节　头　痛

吴茱萸汤主治肝胃寒邪夹浊阴之气上逆，扰于清阳之府的头部而致的头痛。痛的部位多在正额和巅顶，痛时烦躁、恶心、吐沫，常见手足厥逆，脉多迟而弱。

【医案】

张某，男，30岁。患重感冒后引起头痛，疼痛剧烈难忍。并时有烦躁，恶心呕吐，吐出物皆痰涎之类，恶寒而不发热，手足不温，自觉口、鼻、齿冰冷难忍，脉沉迟，舌色淡，苔滑。从症状和脉象看为中焦虚寒，复感外邪，引起浊阴之气上逆于清阳之府所致。治以吴茱萸汤，服1剂后，头痛顿减，呕吐恶寒也有好转。守方共服3剂痊愈。

结语

吴茱萸汤所治由于虚寒引起的吐、利、烦躁、头痛等证，其药物配伍和疗效有很大关系，其中生姜一味必不可少，切不可以干姜、腌姜等代替。

第三十五章　薏苡附子败酱散

薏苡附子败酱散由薏苡仁、附子、败酱草组成。方中薏苡仁除湿排脓，《中国药植图鉴》载其治肺水肿、湿性胸膜炎、排尿障碍、慢性胃肠病、慢性溃疡。附子温阳散结。败酱草解热毒排脓，消肿止痛，鲜者效果更好。《本草纲目》谓败酱草"善排脓破血，故仲景治痈，即古方妇人科皆用之"。《本草正义》言败酱草能清泄热结，利水消肿，破瘀排脓。《中药大辞典》载败酱草清热解毒、排脓破瘀，治产后瘀滞腹痛，痈肿疥癣。《日华子本草》谓败酱草治疮痍疥癣丹毒。仲景用薏苡附子败酱散治疗肠痈，以及由营血瘀滞于里，使皮肤缺乏血液的滋养，而形成的肌肤甲错等证候。临床上用本方治疗阑尾炎脓已成的病证，效果明显。还可治疗慢性阑尾炎，日久阳虚，脉迟，手足厥冷，缠绵不愈的属虚寒证者，效果也颇为显著。另外，不论男女由多种原因造成的右少腹疼痛，该方也有一定的效验。还可治疗鹅掌风。

第一节　肠痈（阑尾炎）

本病是由于暴食暴饮、寒暑失宜、饱食后负重疾走等原因，致湿热瘀血壅滞于肠间而成痈肿。症见右少腹疼痛、压痛，或按之肿硬，恶心呕吐，发热寒战等。本方适用于肠痈脓已成及病久阳虚正不胜邪者。

【医案】

胡某，女，60岁。患慢性阑尾炎五六年，右少腹疼痛，每遇饮食不当，或受寒、劳累即加重，反复发作，缠绵不愈。经用青霉素、链霉素等消炎治疗，效果不佳。又建议手术治疗，因患者考虑年老体衰，遂要求服中药治疗。

初诊时呈慢性病面容，精神欠佳，形体瘦弱，恶寒喜热，手足厥冷，右少腹阑尾点处压痛明显，舌淡，苔白，脉沉弱。

患者平素阳虚寒甚，患阑尾炎后数年来长期服用寒凉之药，使阳愈衰而寒愈甚，逐渐成沉疴痼疾，困于阴寒，治以温化为主。

熟附子15g，薏苡仁30g，鲜败酱草15根。水煎服，共服6剂，腹痛消失。随访2年，未复发。

第二节　鹅掌风和肌肤甲错

1. 鹅掌风

鹅掌风见于《外科正宗》，多因风湿凝聚、气血失养所致。或由传染而得，初起掌心及手指皮下生小水疱，瘙痒，继而水疱溃破，迭起白皮，脱屑，日久皮肤粗糙变厚，甚则皲裂疼痛，入冬加重，可自掌心蔓延至全手，进一步发展可以引起指甲变厚，色灰黑而脆，病程缠绵，即手癣。也可演变为手部慢性湿疹、掌跖角化症等。用本方治疗效果良好。

【医案】

朱某，男，56岁，肥皂工人。每年秋冬季患鹅掌风，初起手心发痒，皮肤变粗糙，继而流黄水，手掌皮肤逐渐变厚，呈鱼鳞状，奇痒难忍，次年春天自愈。予薏苡附子败酱散治疗，于发作前2个月开始服用，连服30余剂，当年即未发。随访2年未再复发。

2. 肌肤甲错

【医案】

翟某，女，19岁。从8岁开始出现四肢及肩背部皮肤甲错，甲错部分呈盘状型，痒甚。每到夏天基本上消失，入冬即复发，数年来一直如此。1973年求治，细审其症状，患处皮肤异常粗糙，如鱼鳞状，但与皮癣有明显分别，其他全身皮肤虽不似患处粗糙，但也干燥、枯涩不润。考虑似仲景所示内有瘀血、外失濡养所致的肌肤甲错，遂投薏苡附子败酱散治之。薏苡仁60g，熟附子9g，败酱草30g。连服20余剂后，不仅患处的皮肤改善，瘙痒消失，就连全身皮肤也改变了原来那种枯涩不润的状态，此后3年未复发。第4年诸症复发如前，又投以上方加减20余剂，痊愈。此后随诊数年未再复发。

第三节　右少腹痛

由于多种原因造成的右少腹痛，以阑尾区压痛明显为用药依据，不论是否有肠痈或其他疾患，用薏苡附子败酱散治疗皆有效验。另外，本方还可以治疗肚脐流水。

【医案1】

田某，女，43岁。因呕吐腹泻后，遗留右少腹痛半年之久，每因劳累、饱食或经前而加重。曾经妇科检查怀疑附件炎，外科考虑阑尾炎，运用中西药断续治疗数月未效。予薏苡附子败酱散治疗，2剂后疼痛即减轻，又服4剂痊愈。随访半年未复发。

【医案2】

张某，女，39岁。患右少腹痛1年多，拒按，疼痛呈延续性，虽有暂止时，也不是绝对不痛，仍有轻微痛觉。1年多来月经一直不正常，每次来时绵延3个月左右，量甚少，点滴淋漓。其间即使停止，最多停十数日又开始出血，仍延续数月不止。经多家医院诊断，皆诊为功能性子宫出血，用一般对症治疗无效。1年多来缠绵不愈。

患者虽以右少腹痛为主证，但阴道淋漓不断出血达1年之久，属中医学的崩漏。右少腹痛和崩漏的发生几乎是同一时期，而且痛而拒按，并伴有头晕、耳鸣、心悸、纳呆、手足厥冷、倦怠乏力等阴阳俱虚之症。其病因病机显然是寒凝血瘀于冲任而致少腹痛，血液受阻不得循经入络，溢于脉外，而发生崩漏。遂以薏苡附子败酱散（薏苡仁60g，附子12g，败酱草30g）温阳散结，除湿消肿，祛瘀止痛，又加活血化瘀的牡丹皮来治疗，服药后下瘀血紫块甚多，腹痛、崩漏一并治愈。

结语

薏苡附子败酱散治疗各种病证，如在有条件的季节和地区用鲜败酱草效果更好，汤剂每剂用量约20株，根茎最好保持完整。

薏苡附子败酱散治疗右少腹痛范围较广，除治疗阑尾炎外，还可治疗附件炎、痛经及因血瘀等原因造成的少腹痛，皆有效验。

鹅掌风之手皲裂为风湿凝聚，久而气血失养所致。

肌肤甲错为各种原因致营血不能润养肌肤而呈干涩枯槁如鱼鳞状，肌肤失养为其主因。薏苡附子败酱散能温阳利湿、散瘀消肿，使寒湿瘀血消散，经络通，肌肤得以濡养，则肌肤甲错、鹅掌风可愈。

　　总之，只要能谨守病机，就可举一反三，对经方应用自如。

第三十六章　甘草干姜汤

　　甘草干姜汤在《伤寒论》中用以治疗伤寒因误治伤阳而引起的四肢厥逆、烦躁、吐逆等症，《金匮要略》则以此方治疗虚寒型的肺痿。

　　本方由炙甘草、干姜组成。炙甘草能补中益气，干姜辛热温阳，主温肺胃之阳，辛甘合用为助阳之剂。因此可以治疗因肺胃虚寒引起的部分疾患。如误汗下以后，表里俱虚，可以用本方复阳；脾胃阳虚引起的胃痛及吐逆；肺痿属于虚寒者。还可治呕吐自利、吐涎沫、遗尿等证。凡属于肺胃之气虚寒者，用此方治疗均有一定效果。

　　此方的应用范围：①吴仪洛曰："甘草干姜汤，即四逆汤去附子也……其夹食，夹饮，面赤，足冷，发热，喘咳，腹痛，便滑，内外之邪相合，难以发散，或寒饮伤胃，宜合用理中，不便予参术者，皆可服之，真胃虚夹寒之圣剂也。"②《外台秘要》言："治吐逆，水谷不下者，干姜甘草汤。"③《伤寒绪论》曰："伤寒，若心下结痛，无热证，不渴不烦者，此寒实结胸也，甘草干姜汤。"

除以上论述外，该方还可治疗下列病证。

第一节　吐涎沫

吐涎沫之证，多因中焦阳虚肺冷而致，阳虚则失去温化之权，肺冷则气虚不能温布津液，因而津液聚积，化为涎沫，故多吐唾液或吐涎沫，以甘草干姜汤温复胃中之阳，温肺复气，使阳复而气温，津液得四布，则吐涎沫自愈。

【医案】

李某，女，65岁。患者形体肥胖，平素不喜饮水，面部及下肢间有水肿，饮食稍有不适时即肠鸣腹泻，由此脾胃阳虚可知。1个多月来，无明显诱因突然出现唾液增多，每天唾出量一碗多，舌淡而胖，并有齿痕，脉象沉迟。曾服吴茱萸汤及五苓散数剂，病情不减反增。后宗《伤寒论》之意，诊为肺胃虚寒，津液不能温布，故频频吐出。遂改用甘草干姜汤治之。炙甘草15g，干姜15g。水煎服，每天1剂，连服5剂痊愈。

按：本例吐涎沫患者，是因中焦阳虚与肺冷，尤其是以肺冷为最，肺阳不足不能温布津液所致。在治疗方面，应以温肺助阳为主，前所服五苓散、吴茱萸汤都是治胃寒、逐水饮之药。用以治疗此病，药不对证，故服之无效。所谓差之毫厘，谬以千里也。后改用甘草干姜汤应手取效。故在临床上如辨证不准，虽为小疾，也难以切中病机。

第二节 小便失禁

甘草干姜汤可治由虚寒引起的小便失禁。这一类型的小便失禁，是因上虚不能制下，下元虚寒，以致肾与膀胱气虚阳微，失其制约小便的功能，因而小便失禁、尿频，并兼不喜饮水或手足不温等症。

【医案1】

任某，男，60岁。偶尔小便淋漓失禁，自认为是一般老年人的正常现象，未引起重视。年复一年，竟然发展到小便完全不能自主控制，随时尿出，痛苦万状。炙甘草15g，干姜15g，水煎服，日1剂。服30剂后小便基本能自己控制，后将此方改为散剂，日服9g，以巩固之。

【医案2】

乔某，女，19岁，学徒工。自幼有尿床的习惯，一直到现在，仍然是每晚尿床，不论冬夏，几乎夜夜如此。近几年来四处求医，或有短期疗效，但不能巩固，颇为所苦。患者面色不华，不喜饮水，手足不温，脉沉。诊为肺虚不能制下，下元虚寒。予炙甘草15g，干姜15g，白果10g，益智仁10g。水煎服，日1剂。服到10剂时感到有明显效果，已经不是每晚尿床了，而是隔2～3天一次。照此方共服40余剂，又以此方配制蜜丸，继服半年多痊愈。

　　按：本例之小便失禁与猪苓汤之小便失禁有根本上的区别，此为上焦虚寒不能制下，致肾与膀胱气虚阳微，不能制约小便。猪苓汤为热伤津液，膀胱气燥引起的小便失禁。又与单纯肾气虚寒，不能制约小便有别。所以在治疗方面，此类型的小便失禁是以甘草干姜汤温补中上二焦，方能获得效果。

第三十七章　鳖甲煎丸

鳖甲煎丸是《金匮要略》治疗疟母的方剂。疟母之病即因患疟疾，失治误治，经久不愈，结成痞块，居于左胁之下。即由疟疾造成的脾脏肿大，并因之而引起一系列的症状。鳖甲煎丸久服治疗此病，对脾脏肿大，以及由此并发的各种症状，有一定的效验。

【医案】

郭某，女，52岁。脾肿大5年余，5年前曾患定期发寒热，经县医院诊断为疟疾，运用各种抗疟疗法治疗后症状缓解，而遗留经常发低热。半年后，经医生检查，发现脾脏肿大2～3cm，给予各种对症治疗，效果不佳，脾脏继续肿大。近1年来逐渐消瘦，贫血，不规则发热，腹胀如鼓，胀痛绵绵，午后更甚。食饮不振，消化迟滞，胸满气促，脾大至肋下10cm，肝未触及，下肢浮肿，脉数而弱，舌胖有齿痕。据此脉症，属《金匮要略》所载之疟母，试以鳖甲煎丸治之。

鳖甲120g，黄芩30g，柴胡60g，鼠妇（即地虱）30g，干姜30g，大黄30g，芍药45g，桂枝30g，葶苈子15g，厚朴30g，牡丹皮45g，瞿麦15g，凌霄花30g，半夏15g，人参15g，土鳖虫60g，阿胶30g，蜂房（炙）45g，芒硝90g，蛴螂60g，桃仁15g，射干20g。以上诸药，蜜制为丸，每丸重10g，日服2丸。

服完一料后，各种症状有不同程度的好转，下肢浮肿消失。此后又服一料，诸症悉除，脾脏缩小至肋下6cm。遂停药，自行调养。

结语

本例患者排除了肝硬化、肝纤维化、梅毒及黑热病等原因引起的脾肿大。据《希氏内科学》讲："在慢性疟疾中脾可以变的很大，就如在梅毒性和结核性脾变大同。"目前西医对该病尚无特效药物，同时因变大之脾广泛粘连，也很难用外科手术切除。因疟母变大的脾，也如黑热病的巨脾，会杀灭红细胞，故患者面色苍白、憔悴，但无黑热病患者的黑色素沉积面孔，也无毛发稀疏之状。还有一种因疟母变大的脾，呈显著的纤维性增生，并在特殊情况下有铁和钙的沉着，称为结节性脾肿大。

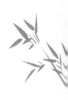

第三十八章　防己黄芪汤

防己黄芪汤由黄芪、防己、白术、甘草、生姜、大枣6味药组成,《金匮要略》用来治疗湿邪在表,表虚所表现的"风湿脉浮,身重,汗出恶风者"。风湿在表,理当发汗而解,然而未用汗法而汗自出恶风者,是为邪未解而表已虚,若复发汗则会使卫阳更虚,湿邪更为难除。故本方以黄芪固表,防己祛湿,二者合用化气行水;白术、甘草健脾渗湿;生姜、大枣调和营卫。合之共奏健脾补气、利水消肿之功,使湿去卫复而表固。

此方运用于临床,经加减化裁,可以治疗一些湿邪内停,伴有气虚的病证,如因慢性肾炎、肾病综合征导致的水肿,妇人带下,风湿疼痛等偏于气虚者。

第一节　水肿(慢性肾炎及肾病综合征)

属于肾脏的慢性病变者,病程迁延,病情复杂,常反复发作。根据其临床表现可以分为气虚型和阳虚型。气虚者补气,阳虚者助阳。因本方具有补气固表利水的作用，故用来治疗气虚型者效果较好。

气虚水肿，主要表现为浮肿明显，面色㿠白，身重汗出恶风，体倦乏力，纳呆，舌淡，苔白等。

【医案】

王某，男，32岁。患慢性肾炎3年，浮肿，尿少，时好时坏，易外感，每因外感而病情加重，曾累用利尿消肿之剂，效果不佳。

现症见颜面周身浮肿，面色㿠白，精神欠佳，纳呆，自汗，恶风，舌淡，苔白，脉浮而弱，尿蛋白（++）。辨为气虚之候，治当补气健脾，兼利水消肿。

方以防己黄芪汤加党参、薏苡仁、茯苓等药，共服30余剂，浮肿消退，精神好转，食欲增加，尿蛋白（±）。继以本方配制丸药1剂，服用1个月，诸症悉愈。

第二节　带　下

带下虽有寒热、虚实之分，但多以湿邪为患，运用本方加减治疗效果良好。

1. 湿热带下

湿热带下因水湿内停、久而化热、湿与热合、壅结于里所致。症见带下黏稠，黄白相兼，有腥臭味，尿赤，苔黄腻，脉数，有时伴有下肢浮肿。治疗可以选用防己黄芪汤加知母、茯苓、白术等药，清热燥湿滋阴。

【医案】

李某，女，28岁。患带下病3个月之久，量多而腥臭，色黄，伴口干欲饮，纳呆，小便短赤，大便干，腰困，阴部瘙痒。曾服前医收涩之中药数剂，效果不佳。经投以防己黄芪汤加茯苓、白术、知母、黄柏、薏苡仁等药，清热利湿滋阴，共服8剂痊愈。

2. 寒湿带下

患者平素体质虚弱，尤其是阳虚不能化湿，致湿邪内停。症见带下清稀不臭，状如蛋清，下肢浮肿，自汗，恶风，手足不温，脉迟无力等。治以防己黄芪汤加桂枝、茯苓、白术，补气通阳、利湿扶正。

【医案】

田某，女，45岁。患带下病3年之久，时多时少，曾经多方医治未见显效。现症见精神倦怠，面色㿠白，自汗恶风，纳呆，便稀，带下清稀不臭，腰部困痛，四肢浮肿，阴雨天即感全身不适。

投以防己黄芪汤加桂枝、薏苡仁、茯苓、白术、陈皮、党参等治疗，前后共服20余剂，诸症好转，精神、食欲大增，仅有少量白带。以调补脾胃之剂，继服数剂，以资巩固。

第三节　湿　痹

由于平素体质虚弱，加之久卧湿地或冒雨涉水，湿邪内浸，郁于肌腠，阻滞经络气血运行，则现肌体疼痛，怕冷恶风，下肢浮肿，小便不利，舌淡，苔白腻。治以防己黄芪汤渗湿固表，效果良好。

【医案】

田某，男，50岁。患双下肢疼痛半年之久，每逢阴天下雨加重，自觉肢体沉重麻木，小腿浮肿，甚则不能行走，小便短，舌淡，苔白腻，脉虚大而数。曾多方医治，或予祛风剂，或予活血剂，或予补虚剂，皆无效验。后又改服西药强的松治疗数周，也未见显效。经投以防己黄芪汤加茯苓、薏苡仁、桂枝，服4剂病减大半，浮肿减轻，小便增多，仅劳累时肢体轻微疼痛，又服4剂痊愈。

结语

防己黄芪汤加减治疗带下病效果良好，不论湿热还是寒湿，皆能治之。偏于热者加清利湿热之品，偏于寒者加温阳祛寒之品。但必须有下肢浮肿兼证者方为适用，如果没有这一证候，其病因未必是由湿邪内停所致，不属本方治疗范围。

防己黄芪汤加减治疗浮肿，范围较广，不论由心脏还是肾脏疾患所引起的浮肿，凡属气虚类型的，在本方基础上适当加减，用之大多有效。

防己黄芪汤治疗湿痹有别于麻黄加术汤，前者以风湿阻滞经络兼有气虚为主，症以恶风、怕冷、自汗、身倦为特征，后者则以"身烦痛"和有表证为特征，前者补气以利湿，后者则发表并温化水湿。

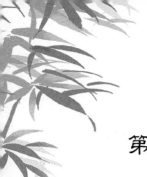

第三十九章　十枣汤

十枣汤出自《伤寒论》，由大戟、芫花、甘遂组成。三者皆有较强的逐水作用，合用其性尤猛，故本方为逐水之峻剂。加入大枣，健脾和中以缓和诸药之烈性，使邪去而正不伤。不过仅大枣一味，在此方中起不了太大的顾护正气的作用，只能是相对而言。仲景用本方治疗饮邪停于胸胁，阻碍气机升降，而出现咳唾、胸胁引痛、心下痞硬、干呕、短气、头晕等症。

另外，本方治疗顽固性的严重水肿、胸水、腹水等证有明显效果，但必须在正盛邪实的情况下方可使用。凡峻烈的逐水之剂，在服用过程中大都有挫伤正气的弊害，尤其是脾肾之气最容易因之而损耗，所以用本方逐水须十分慎重。如病久体虚，气血亏损者，虽然水邪顽固而严重，也不可妄投此方，否则有损无益。即使体质强健，正盛邪实者，用本方逐水，也属"急则治其标"之法，只可借助一时，不可多用久用，以免伤正。在治疗过程中，一旦水邪消退，即改用补正祛邪之品，缓缓收功。

此方逐水力量强，有它的独到之处，在临床上要正确对待。有的医生畏之如虎，一生不敢使用，这也没有必要。笔者数十年来，多用此方治疗顽固性水肿，获益颇多，从未偾事。总之需要辨证准确，慎重对待，方可无误。

本方原方是以诸药末，纳入大枣汤中煎服，强人每服一钱，体质弱者每服半钱，每天1次。根据笔者的经验，服药末逐水力量强，但不良反应大。故将大戟、芫花、甘遂用大枣汤煎煮去渣温服，三者用量均为5g，水煎2次，合在一起，分10次服，每1～2小时服1次。部分患者有轻微恶心、腹痛或呕吐等不良反应。该方是泻下逐水之剂，很少有利尿作用。

第一节　水肿（急性肾炎）

水肿在初期正盛邪实，在治疗方面当以祛邪为主，不可延误时日，迁延为慢性疾病。笔者曾用十枣汤治疗急性肾炎多例，皆获得满意疗效。虽然如此，毕竟这种治疗属于从权之法，不可为训，中药治疗急性肾炎另有良法，在此只不过为了说明此方有这方面的作用而已。

【医案】

任某，男，52岁，发寒热2日后全身浮肿，小便不利，服中西药治疗数日。肿势日渐加重，全身呈重度浮肿，经医院确诊为急性肾小球肾炎。患者要求服中药治疗。遂予十枣汤。

大戟、芫花、甘遂各5g，大枣10个，煮汤煎药，每剂分10次服。服2剂后，水肿日渐消退，到服药后第4天，水肿全消，后检查尿常规完全正常。随访半年，未见复发。

第二节　水鼓（肝硬化腹水）

肝硬化腹水发展到严重时，已经是体质衰弱、气血亏损的邪实正虚阶段。治疗当以培补脾肾、扶正祛邪为主。使脾肾之气化健旺，水邪赖以排出体外，缓缓收功。此时，不应再以逐水剂攻伐，以免邪未去而正已伤。但是腹水顽固，患者痛苦万状，用扶正祛邪之法，不可能旦夕取效。而且因水邪至盛，阻滞经气运行，短时间不能解决这一问题，也可能引起其他症状。故用本方治其标，一旦收效，即停服，改用培补之品。

【医案】

韩某，男，58岁。以肝硬化腹水收入院，用利尿药（速尿等）方可排出小便，但量不多，一日排出量约300mL，如停用速尿，则小便几乎点滴不通。患者腹大如鼓，只能坐立，不能躺卧，日夜憋胀难忍，痛苦万分。诊其脉，弦大而数，为邪实之象；舌质紫红，两侧呈绛紫色，为瘀滞之象；舌苔厚腻。结合脉症，虽是正虚邪实，但未到阴阳过于虚衰阶段，尚可一攻。投以十枣汤2剂，每日1剂，服后有恶心、腹痛，并有少许呕吐之反应，泻下水液多次，腹部自觉松软。虽经多次泻下，但精神尚好，间服培补肺肾之品2剂后，又予十枣汤2剂，服后泻下如前，但未呕吐，只有少许恶心，而腹胀顿消，松软平坦，于是继以补脾肾为主，消导之品为辅，短时间内未发生腹水，一般情况良好，出院调养。

结语

　　肝硬化腹水者，多有食管静脉曲张，往往有薄弱之处破裂，引起大量出血，导致死亡。故用十枣汤治疗肝硬化腹水，必须注意到这一点，因服用本方后，最易引起呕吐，应注意避免损伤食管血管，而引起吐血不止。在服药时应少服慢服，尽量避免引起呕吐。

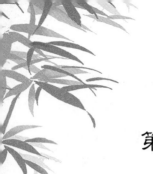

第四十章　薯蓣丸

薯蓣丸是《金匮要略》用于治疗脏腑阳明俱虚而受外邪侵袭，辗转反复，缠绵不愈的诸虚劳损疾患的方剂。

原方组成：薯蓣三十分，当归、桂枝、神曲、生地黄、豆黄卷各十分，甘草二十八分，人参七分，川芎、白芍、白术、麦冬、杏仁各六分，柴胡、桔梗、茯苓各五分，阿胶七分，干姜三分，白蔹二分，防风六分，大枣百枚为膏。炼蜜和丸，每丸重10g，早晚各一丸，黄酒送下，100丸为一个疗程。

方中以薯蓣为主药，善能调理脾胃，并补肺气，《药性论》说："补五劳七伤，去冷风，止腰痛，镇心神，补心气不足，患人体虚羸加而用之。"《神农本草经》说："主伤中补虚，除寒热邪气，补中益气力，长血肉，久服耳目聪明。"桂枝、柴胡、防风和营卫，散外邪；人参、白术、茯苓、干姜、大枣助阳而补中益气；当归、川芎、白芍、生地黄、麦冬、阿胶滋阴养血；杏仁、桔梗、白蔹理气开郁；豆卷、神曲除湿化痰。此方阴阳双补，既可以补正，又可以祛邪，补阳而不燥，滋阴而不腻，补正而不留邪，祛邪而不伤正，诚为比较理想的补益剂。

人体因内伤外感，损伤正气，因虚而易感外邪，复因外邪更伤正气，互为因果，辗转不愈。即所谓"邪之所凑，其气必虚""极虚之处，正是容邪之处"。如果气血充沛，阴阳平衡，外邪无可乘之机，即"正气内守，邪安从来"。如日久气血亏耗，阴阳俱伤，脏腑经络皆为之虚损，则生诸虚劳不足之证。脾为后天之本，人体五脏六腑、四肢百骸，营养莫不来源于脾。如果脾胃的功能长期乖违，营养不能充分摄取，必造成诸脏之虚损，或津液不能输布而化为痰涎，壅塞中焦，阻碍气机升降，诸虚劳损，由是而生。

本方侧重调理脾胃，脾胃健运，可以旺盛气血，营养五脏六腑。正气充沛，抗病力强，外邪不易侵袭。所以本方用于临床治疗各种久治不愈的虚损疾患，有一定的作用。如表虚不固，易感外邪和长期因虚劳不足的头晕、目眩、耳鸣、心悸不安、失眠、精神恍惚、神不守舍等证候，服此方1～2个疗程，均有不同程度的效验。

【医案1】

冯某，女，36岁，教师。患心悸、失眠、头晕、目眩数年，耳鸣，潮热盗汗，精神恍惚，多悲善感，记忆力锐减，食少纳呆，食不知味，食稍有不适即肠鸣腹泻，有时大便燥结，精神倦怠，月经延后，白带绵绵，且易外感，每感冒后即缠绵难愈。已经不能坚持工作，病休在家。数年来治疗从未间断，经多家医院诊疗，皆诊断为神经官能症。1963年春天，患者病势日渐加重，当时面色㿠白无华，消瘦憔悴，脉缓而无力，舌质淡胖、无苔。综合以上脉症，颇符合诸虚劳损之虚劳证，投以薯蓣丸，治疗3个月，共服200丸，诸症皆除。

【医案2】

李某，女，40岁。生产后曾连续数次感冒，以后即患头痛，经本单位医生治愈。从此即不断头晕、目眩，发作时天旋地转，不能起床，烦闷，恶心，欲吐不得，耳鸣耳聋，不思饮食。西医按梅尼埃病治疗，中医以痰厥头晕治疗，皆无效验。数年来病休在家，全身困倦无力，多眠嗜睡，若无人呼唤，一直昏睡两天两夜都不醒，吐痰特别多，智力、记忆力明显衰退。有时心神恍惚，语无伦次，间或发生啼笑不常。治以薯蓣丸，服2个月后，诸症减去十之七八。宗前方再服2个月痊愈。

结语

薯蓣丸一方，近人很少用以治疗虚损诸不足之证，大概是因方中滋补之药颇少，因而没有被人重视。但细分析此方的药物组成，结合临床观察，对于诸虚劳损之证，效果明显。与其他单纯滋补药物相比较，不可同日而语。如以上两则医案均是数年之疾患，滋补药物服过无数，但是对症状改善不大。服本方仅数月，诸症悉除。

本方之妙处，在于寓祛邪于补正之中，使邪不伤正，正气易于恢复。另外，此方药物平和价廉，药源丰富，适合广大群众应用。

附录1 探索"岁火太过"与太阳黑子[①]

《内经》所载"岁火太过"的内容，与太阳黑子的活动，以及其对地球所产生的各种影响大有相似之处，本文试图加以探索。

一、"岁火"初探

"岁火"一词，最早见于《内经》，并有"岁土""岁木""岁金""岁水"等别称。它们的含义大致是指周期性的气象变化，以及对人类健康的影响。历年来的气象尽管都是经春历夏，寒来暑往，但是每年风、寒、暑、湿、热、燥的变化及对空气中的温度和湿度的影响并不完全相同。比如，有的夏天，酷热程度特别难耐；有的冬天，会出现少见的严寒。对此异常的气候，古人认为不是偶然的现象，而是有规律可循的。中医学就是用五运之气轮流主岁来解释的。每一年有一运气主持，五运之气有规律地轮流主岁，于是就产生了各年的不同气候。五运之气除各自有其特点外，每一运之气的本身还具有

---

① 此文发表于《上海中医药杂志》(1981年11期)，日译文版刊载于日本《汉方临床》(1988年第7号)。

太过、不及气平之年的区别。以火运为例,《素问·六微旨大论》说:"火运临午……所谓岁会,气之平也。"火运临午,是戊午岁。天干之化运与地支之岁相合,称"岁会"。岁会是气之正常,没有太过和不及,乃气平之年。如非岁会之年,就有太过和不及之异,就会出现偏寒、偏热的异常气候。

这种推算气象规律的方式,贯穿中医学的基础理论之中,在一定程度上还指导着临床治疗。古人的这种认识和推演方法,究竟是和实际情况相符,或是主观推理,还是脱离实际的臆测,还不能过早地下结论,我们且就"岁火太过"作一初探。

岁火太过,为火旺之年,即周期性的气温升高,也就是每隔若干年,就会有一年的夏天气候特别炎热。多少年是它的周期呢?姑且援引陈修园对《素问·天元纪大论》的一段注释加以阐述,"五运主岁,如诸壬年之木运太过,则诸丁年之木运不足矣"。以此类推,则应该是戊年之火运太过,癸年之火运不足。这是以天干推算来说明五运的周期。天干的周期是10年,始于甲,终于癸,周而复始。五运之气根据这一公式推演,每一运气在10年内太过、不及各轮流一次,轮番更迭,永无止境。如此,则岁火太过、炎暑流行,无疑是10年循环一次了,也就是说岁火太过的周期是10年,具体是10年中的哪一年呢?据《素问·五运行大论》《素问·天元纪大论》的论述，是天干的戊年为岁火太过之年。以60年为一轮计算，共有戊年6次，除戊午"岁会"为气平之年外，其中岁火太过实际上只有5次，平均周期为12年。

每10年总会出现一个戊年，为了便于推算，再结合公元纪年，即每逢公元的个位数为8的年份，就是戊年。如公元八年、公元十八年……1958年、1968年等皆是戊年；公元前则是每逢个位数是3的年份即为戊年，如公元前3年、公元前13年……

二、"岁火太过"与太阳黑子关系的探索

每逢公元的个位数是8的年份即戊年，为岁火太过，这个规律是否能找到它的客观依据和物质基础呢？我们从天文学的太阳黑子活动和它对地球所产生的影响进行初步探索。

太阳黑子时多时少，经常成群出现。黑子多的时候，就引起太阳物质的大规模运动。我国第一次关于太阳黑子的记录，见于公元前43年（戊寅年），即东汉元帝永光元年。古代的天文观察者，大致在日出和日没太阳光比较弱的时候，直接用肉眼观察太阳，所以只有在太阳面上存在着比较大的黑子时，才能看见它。《汉书·五行志》说："河平元年三月乙未，日出黄，有黑气，大如钱，居日中。"这个记录对太阳黑子的描述比较明确。

近年来，随着科学的发展，人们关于太阳黑子及其对地球影响的了解越来越多。太阳黑子有一个11年左右

的周期，意思是说每11年黑子的数目就达到一个极大值。根据前面的论述，岁火太过的周期是10年（平均周期为12年）。由此看来，太阳黑子的周期和岁火太过的周期是比较接近的。但这种接近是巧合呢，还是有必然的规律呢？这个问题尚须大量的资料方能说明。然而，上次太阳黑子活动极盛是在1968年，这一年正是戊申年，也恰是岁火太过之年，十分巧合。此外还可向上追溯一些年份，我们将1749～1960年逐年平均相对黑子数的值，按天干纪年每个字相加的总和作比较（即诸戊年相加，诸己年相加……），可以清楚地看出，戊年的数值最高，其次是接近戊年的丁年、己年（见下图）。

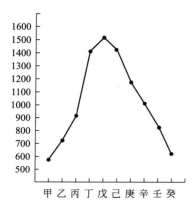

1749～1960年逐年天干纪年黑子相对平均数比较图

注：1. 纵坐标代表黑子的相对平均数值
　　2. 横坐标代表天干纪年

再将20世纪的黑子极大年用干支进行推算，大致是1905年（乙巳）、1917年（丁巳）、1928年（戊辰）、

1937年（丁丑）、1948年（戊子）、1957~1958年（丁酉~戊戌）、1968年（戊申）。20世纪内黑子极大值曾经有过7次，而其中竟有3~4次出现在戊年，为岁火太过之年；有2~3次出现在丁年（为木运不及之年，有时也出现"炎暑流火"的异常气候），与岁火太过之戊年仅差1年，其余的仅有一次是乙年，与岁火太过无关。

由此可知，太阳黑子多的年份和极盛之年，大部分和岁火太过恰相吻合，有的则很接近，只有极少数毫不相干。

三、"岁火太过"与太阳黑子多的年份对气候的影响

研究证明，太阳活动影响对流层天气，首先是影响对流层中大规模的气流运动，即影响大气环流的强度和形态，通过大气环流的改变再影响世界各地的天气。国内有人做过这样的研究：在大磁暴后1个月内，我国的温度平均要偏高0.5~1℃，而且会出现几次显著的增暖期。

通过对树木年轮的研究表明，树木生长也随太阳的11年周期而变化。太阳黑子较多的年份，树木生长较快，年轮之间的间隔宽；而在黑子较少的年份，树木生长较慢，年轮之间的间隔较窄。这就说明，我国气候的变化和太阳活动有显著的关联。太阳黑子多的年份对我国气候的影响多表现为夏季气温升高，与中医学的岁火太过、炎暑流行几乎一致，但并不等于全年平均温度升高。

四、"岁火太过"与太阳黑子多的年份对人体生理病理的影响

岁火太过与人体的发病关系，如《素问·气交变大论》说："岁火太过，炎暑流行，金肺受邪。民病疟，少气咳喘，血溢血泄注下，嗌燥耳聋，中热肩背热。"气温过高，炎暑过盛，人体不能适应这种气候的特殊变化，就成了诱发疾病的火热之邪，而引起上述病变。火气侵入人体达到极点，就会使心脏受病，心脉运行失常，心火亢盛，会引起一些疼痛并产生疮疡，所谓"诸痛疮疡，皆属于心"是也。《素问·气交变大论》又说："甚则胸中痛，胁支满胁痛，膺背肩胛间痛，两臂内痛，身热骨痛而为浸淫。"如果火势到达顶点，不可遏止，即"火燔焫，水泉涸，物焦槁，病反谵语狂越，咳喘息鸣，下甚血溢泄不已，太渊绝者，死不治"。

上述病证的病因病机多属暑、火、热的范畴，多为外邪所引起，按八纲辨证，为阳证、实证、热证。火热之气过盛的时候，人体不能适应，容易感染这一类的病患，与临床实际基本符合。这些证候不论是在初感时即出现，还是在病情发展过程中出现，基本为暑、火、热之邪导致。从西医学的观点分析，这些病证的真正原因当然不是暑、火、热之邪，而且也并不意味着非岁火太过之年就不发生这些疾病，只是在这些属于火旺年份的夏季发病率高，死亡率也比较高。古人可能就是在这个

实践的过程中探求出一条周期性的规律，而确立了这种理论的，即"岁火太过，炎暑流行……民病……"这一理论是比较正确的、唯物的、以客观实际为基础的，具有一定的科学性，但也是朴素的。

太阳黑子多的年份不仅和气象变化有密切的关系，而且和生物的生长、人类的健康也有一定关系。有人曾经研究过细菌对太阳活动的反应。把数百种细菌在不同的培养基、温度、培养方法等条件下进行研究，发现有的细菌对太阳活动反应十分敏感，当太阳活动剧烈时，它们十分活跃。还有人认为太阳活动所引起的地磁扰动对兔和狗的心脏及神经系统有一定的影响。更有人认为太阳活动与人体某些疾病有关，如心肌梗死、心肌炎与太阳活动所引起的地磁扰动有关，在地磁扰动时期，发病率比地磁宁静时期高，死亡率也高。还有人认为在太阳黑子活动期，人的血压会升高，心跳会加快，反应迟缓。有的汽车司机甚至会因反应变慢而发生交通事故。

这些证候如果用中医学的八纲来辨证，可能大部分属于阳证、热证、实证的范畴，与岁火太过容易诱发的病证甚相似，不能认为这完全是巧合。

五、结语

上述内容可以初步说明，太阳黑子的活动和中医学的"岁火太过"理论是有一定关系的，值得进一步研究。

在此，要重申的是尽管太阳黑子多的年份或极盛之年，不一定都是戊年，而且每一个戊年也未必都有炎暑流行的气候，不能总按干支这个刻板公式推算，但是岁火太过有10～12年的周期，这个周期对大地的气候、生物的生长、人体的生理病理都有一定的影响。所有这些不是古人的臆测或主观推理，而是有物质基础的。"岁火太过"所包括的内容和太阳黑子活动对地球产生的各方面影响是十分相似的。可以设想，"岁火太过"的理论很可能就是起源于太阳黑子多的年份所观察到的各种现象，古人虽然不知道岁火太过和太阳黑子的周期有什么关系，但从实践中却把两者联系在一起了。如果能进一步研究，找出更多的证据，就能为中医学关于气象与人体关系的理论提供科学依据。

（中国科学院北京天文台的马珥同志提供了部分天文方面的资料，特致谢意）

附录2　人体阴阳与太阳辐射初探^②

　　中医学认为人体阴阳与太阳辐射有一定的关联。在古典医籍文献中记载了不少有关这方面的内容，成为中医学基础理论的一个组成部分。这些理论经过多年的临床实践，证明具有科学性和实用价值。对此，本文试做一初步探索。

　　关于太阳辐射与人体阴阳关系的记载，最早见于《内经》，这些理论都言简而义深。如《素问·金匮真言论》说："平旦至日中，天之阳，阳中之阳也。日中至黄昏，天之阳，阳中之阴也。合夜至鸡鸣，天之阴，阴中之阴也。鸡鸣至平旦，天之阴，阴中之阳也，故人亦应之。"这里所说的阴阳，是指地球和太阳的相对位置及其位置的改变而言。地球向着太阳就是阳，背着太阳就是阴。中午太阳高度最大时就是阳中之阳；反之，夜半距太阳照射距离最远就是阴中之阴。由背着将要到向着的时刻，就是阴中之阳；由向着将要到背着的时刻，就是阳中之阴。所谓"人亦应之"是指人体的活动，包括

　　② 　此文发表于《中医药研究》（1988 年第 6 期），日译文版刊载于日本《汉方临床》（1990 年第 8 号）

脏腑的功能、气血的流注、正常的生理状态、反常的病理变化，都在随着昼夜阴阳的变化而变化。为了便于观察人体昼夜阴阳的差异，《内经》还把一个昼夜划分为5个阶段，分别是早晨、上午、中午、傍晚、黑夜（实际上是分旦、昼、夕、夜4个阶段）。如《素问·玉机真脏论》说："一日一夜五分之，此所以占死生之早暮也。"随着太阳辐射的变化，在不同阶段对人体的影响各有不同。如人体的阳气，在一日之中不是固定不变的，而是随着时间的推移而有盛有衰。《素问·生气通天论》说："平旦人气生，日中而阳气隆，日西而阳气衰，气门乃闭。"这就是人体阳气早晚的不同变化。再如在人体的病理过程中，疾病的轻重起伏情况也是随太阳辐射的变化而变化的。《灵枢·顺气一日分为四时论》说："夫百病者，多以旦慧、昼安、夕加、夜甚。"这个规律是泛指一般慢性病和危重病，对于不同的疾病，有其不同的反应。《素问·脏气法时论》说："脾病者，日中慧，日出甚，下晡静。"此外，还指出患者死亡的时间和昼夜阴阳也有一定的关系，《素问·三部九候论》说："九候之脉皆沉细，绝者为阴，主冬，故以半夜死。盛躁喘数者为阳，主夏，故以日中死。"《内经》的这些论述，都强调了太阳辐射的变化对人体的影响。

总之，中医学认为人体和太阳的向背关系是较为密切的。也就是《灵枢·岁露》所说"人与天地相参，与日月相应"的"天人相应"学说。有关这些理论不仅在中医学中占有重要的指导地位，而且其中不少得到了西医学的验证。

但是，距地球约1.5亿千米的太阳又是怎样影响到人体的呢？这是一个十分复杂的问题，我们从天文学角度尝试探索。

众所周知，太阳与地球上的生物不完全是光和热的关系，且有更为复杂的因素。高层大气的物理状态，包括温度、密度、电离程度等，这些物理状态不仅在白天和晚上差别很大，而且当太阳发生突然变化的时候，如有耀斑出现时也会随之发生改变。

电离层和磁层物理是空间物理的重要组成部分。电离层的种种变化主要是由于太阳辐射的改变而发生的。随着昼夜的交替和四时的变化，太阳对大气的辐射有时加强，有时减弱。

一般而言，经常出现的电离层在夜间比较单纯，只有一层叫F层。一到白天，太阳东升，电离层立即开始有了变化，也复杂起来了。通常出现E层、D层，而且在高处的F层白天分开成为两层，这样白天就有4层电离层了。高层大气中的分解、电离和复合作用是在不断进行中的。白天在太阳照射下，离解作用占了优势，因此，电离层中的电子浓度随太阳升高而有增加。到了夜晚，太阳紫外线的来源断绝，便以复合作用占优势，因此，电离层中的电子浓度减少，有的电离层在晚上也就消失了。经过一个白天的太阳辐射的影响，电离层在黄昏以前最强，在黎明之前则由于许多离子和电子复合而变弱。

电离层的作用会影响地磁的变化。地球本身是一个巨大的磁场，但是这个磁场不是永恒不变的。磁场的强度和方向不仅因地而异，还随时间而变化。时间变化主要有二，即短期变化和长期变化。长期变化起因于地球内部，短期变化来源于电离层的朝夕运动和太阳运动的变化。短期变化虽然有几种，但与本文最为相关的是一种太阳日变化。太阳日变化就是以一个太阳日做周期的变化。地球和太阳相对位置的改变引起电离层发生有规则的日变化（24小时内的变化）。这是因为太阳辐射的紫外线使高空大气发生电离作用，会影响到地磁场，而这种电离作用是昼夜不同的，白昼当然比黑夜强。地磁太阳日变化的波动振幅对动物的影响具有重大意义。

如上所述，地球和太阳相对位置的改变，引起电离层和地磁发生有规则的日变化，结合中医学关于人体昼夜阴阳的变化来看，两者的变化规律几乎是一致的。即白天电离程度强的时候，人体的阳气就旺盛，夜间电离程度弱的时候，人体的阳气就衰弱。此外，在发生日食的时候，也可测出电离层电子浓度迅速下降，这时对动物有明显的影响，可改变动物的生物节律，扰乱生物钟。更进一步说明了电离层电子浓度的变化和人体关系。由此推测人体昼夜阴阳的变化，很可能受高层大气电离和地磁作用的支配，至少有一定的因素。初步考虑，电离层和地磁场的变化可能影响人体的"阳气"。因此，可以设想，当电离层电子浓度增大的时候，会直接或间接地助长人体的阳气；反之，当电离层电子浓度降低时，会直接或间接地削弱人体的阳气。

　　早晨，旭日东升，电离层受到太阳紫外线辐射，立即开始加强起来，电离层中的电子结束了夜间的复合状态，离解作用便占了优势，反映到人体即前面所说的"平旦人气生"。中午，太阳高度最大，电离层电子浓度增加，助长了人体的阳气，因此，"日中而阳气隆"。傍晚，太阳紫外线的来源没有了，电离层中的电子浓度降低，人体的阳气开始削弱，故成为"日西而阳气衰，气门乃闭"的状态，反映到人体病理过程中则是"旦慧、昼安、夕加"。到了深夜便以复合占了优势，有的电离层在晚上消失了，由白天的4层减少到仅有的1层——F层。这种状况对人体阳气起了严重的削弱作用，反映到人体疾病过程中就是"夜甚"。《素问·脏气法时论》还指出："心病者，日中慧，夜半甚，平旦静。"中医学"真心痛"及"心胸痹痛"之类的病证，据笔者多年来的临床观察，有不少病例发病时间在后半夜（2～5时）。心悸、憋气、喘息、烦躁、冷汗出、心胸痛，严重时痛得咬牙切齿、手足厥冷，脉来迟缓无力，大部分患者到拂晓时可逐渐缓解。其病机大部分是由心阳虚所引起的。这些患者在白天，心阳虽然不足尚可借助电离层电子浓度增大的条件与阴抗衡，到了深夜（阴中之阴时），也就是电离层电子浓度最小，导致人体阳气最弱的时候，心阳更为不振，正气不足以抗邪，阳不能胜阴，病情因而加重，故为"夜半甚"。早晨随着电离层的改变，人体阳气得到资助，心阳趋向好转，所以就"平旦静"。中午是心阳虚患者最有利的时刻，电离层加强，对人体阳气资助最大，阳能抗阴，正盛邪衰，故达到了"日中慧"。

此外，电离层的改变对人体阳气的影响还可从疾病的另一个角度探索，电离层的加强和减弱对阳亢热盛的病证也有明显反应。

《伤寒论》第217条曰："伤寒，若吐若下后，不解，不大便六七日，上至十余日，日晡所发潮热，不恶寒，独语如见鬼状……大承气汤主之。"第242条曰："病人烦热，汗出则解，又如疟状，日晡所发热者，属阳明也。脉实者，宜……下之，宜大承气汤。"

《伤寒论·辨阳明病脉证并治》关于潮热一证的条文有十多条，其中有4条提出是"日晡所"，其他条文虽然没有明确地指出潮热出现在什么时间，但可以推而知之，大都在"日晡所"的前后。因为这些潮热都是由于燥热结实所引起的，多以大承气汤类方治疗，这是阳明病潮热的一个特点，与临床实际基本符合。那么，我们不禁要问，阳明病的潮热为什么要出现在这个时候呢？

阳明病是外感热性病过程中邪热炽盛的极期阶段。按其证候的性质来说，属于里实热证。疾病的本身已经是邪实正实，阳亢热盛，而"日晡所"这个时间又正是电离层电子浓度增加的时刻，对人体阳气的助长处于高峰状态，两阳相叠，阳盛则热，故在这个时候发潮热就理所当然了。

人体在健康的情况下，要想测知昼夜阴阳的节律比较困难，只有在患病之后（当然不是所有的疾病，只是大部分病证）就可明显地观察出来。不少病证多在夜晚病情加重、转危，这都是人体阳气衰微的具体反映。尤其是人的正常死亡率，黑夜比一天中任何时间里都要高，这一规律近年来国内外都有报道。有人做过系统观察，因衰老自然死亡的是夜间多。到傍晚发暗时，其神识昏昧，到了夜半（凌晨24时）其神识呈昏睡状态，再到次日2时，则陷入危笃状态，接着再到5时而死亡的例子居多数。

根据上述情况，高层大气物理状态的改变，在一昼夜中，夜半子时是对人体阳气最不利的时刻。

总之，中医学中，不论在理论上还是在临床上，人的阳气都体现了它不仅是客观存在，而且是人体的重要组成部分，一旦乖违便会影响到人体。古人认为人与天地密切相关。虽然他们不知道什么是"日心说"，更不知道有高层大气的电离作用，但却从实践中摸索出一条"平旦人气生……""旦慧、昼安……"的客观规律。这一规律和电离层的电子浓度变化规律不谋而合。因此，似乎可以初步认为，高层大气的电离层日变化及地磁日变化，可能是导致人体阴阳昼夜变化的主要原因，或者是原因之一。这一问题值得研究，如果能进一步寻求更多的佐证，这就为中医学中人体节律的理论提供了科学根据。

附录3　著者与经方

《经方发挥》是先父赵明锐的著作，值此次中国中医药出版社再版之际，兹就本书及先父对经方的研究运用做一简单介绍。

先父从事中医临床工作近50年，在临床上广泛运用经方。在长期的研究与实践中，他发现有些方剂除《伤寒论》《金匮要略》原文论述治疗的病证及国内外先贤用以治疗的病种外，还可用于其他许多病证的治疗，从而拓展了原方的治疗范围。

由先父拓展了治疗范围的方剂，有的是备受历代医家瞩目的重点方剂，这些方剂先贤已经多有拓展，广泛使用。在此基础上，先父又做了研究、实践，发现还可以用来治疗其他一些病证，如用桃核承气汤治疗肩痛、顽癣，用小柴胡汤治疗真心痛、斜视等。有的是仲景论述很少，被历代医家忽视的方剂，如侯氏黑散。就此方《金匮要略》云："主治大风四肢烦重，心中恶寒不足者。"仲景论述仅此一条，历代医家也不重视此方。但经先父分析其药物组成，并用于临床，却发现可以治疗高血压。又如作为滋补剂的薯蓣丸，历来也是很少有人问津的，但先父发现此方对诸虚劳损有显著的效果。

还有一些是先父通过对原方的加减化裁，使其具有了新的功效的方剂。如被先父命名为"肝病Ⅲ方"的方剂即在小陷胸汤中加入宽胸利膈、平肝和胃之品组成的。肝病Ⅲ方对肝郁气滞型慢性肝炎、初期肝硬化有很好的疗效。

《经方发挥》一书即对上述这些方剂、病证的具体介绍。本书共选入桃核承气汤等40首方剂，列举了130多个典型病例，介绍了120多种病证。在书中先父还就历代医家的一些见解提出了自己的看法。如就桃核承气汤所治蓄血证的蓄血部位，医家有说在少腹的，有说在下焦血分或膀胱的，先父却认为蓄血部位在大肠。又如崩漏，历代医家认为绝大多数为虚证，但先父在临床治疗中发现实际情况并非如此。他的见解是气滞血瘀、瘀血内阻之实证者多于因脏腑、经络虚损而致病的虚证者；实证者中瘀血内阻者又多于气滞血瘀者；中青年女性在患者中又占多数。由于认识的不同，所以治疗方法也不同。就此他在书中写道"医家多半强调补虚、止血，忽略血瘀为祟。即使诊出是血瘀为患，或虚与实的证候同时出现时，当此出血之际，也不敢用活血化瘀法来治疗，认为先止血以后再去瘀方是万全之策"。先父则认为用止血收涩的补法，只能使瘀血越结越多、越结越实，他主张必须先去瘀血，用活血化瘀的桂枝茯苓丸与当归芍药散合方治疗此证，不但不加重出血，而且都是瘀血去后，出血自止。

用桂枝茯苓丸与当归芍药散的合方是先父的独创，此合方取两方之长，泻中寓补，活化血瘀而不伤正。他将此方广泛用于因瘀血引起的崩漏的治疗，收效卓著。其中因崩漏多年不能妊娠，而病愈后很快就怀孕的案例甚多。

在《经方发挥》的各章中，先父还就所举方剂的方义进行了解释，并就辨证论治、加减方法等根据自己的经验做了具体阐述。从书中可以看出，临床上先父于攻邪是很有特色的。虚实夹杂的病证有的可用补法来治，正气恢复了，自然就能祛邪。但更多病证之邪是非用药攻不能去除的，不去除邪气则正气不能恢复，但攻邪又有使正气更受损伤之虞。而他的攻法总能在不伤正的情况下将邪去除。如本书"大承气汤"一章所举"大实有羸状"之病例。患者身形虚羸至极，但胃肠又结有实邪，治疗时他先投大承气汤，将肠中污秽之物泻出，继以健脾补气之品调补，用此方法将痼疾很轻易地就治愈。再如用厚朴七物汤治疗腹满，如属虚寒证，先投二三剂厚朴七物汤，将污秽物排出后，遂将该方减去大黄，加大桂枝用量，再加茯苓、白术等补脾祛湿。用此"先攻下，后温补"的方法，既可去除肠中之邪，又可改善虚寒状况，从而使腹满得到根治。

　　临床上对虚实相间的病证，先父这样用攻法的时候甚多。他常在开出处方后叮嘱患者此药只可服1剂，绝不可多服，有时甚至只让患者服一煎，就要改变方剂。

　　如上所述桂枝茯苓丸与当归芍药散合方之攻中寓补法也是先父常用的方法。另外，有的慢性疾患，在去除病邪的同时还须培补正气，所以治起来不能操之过急，需要缓缓为攻。峻烈攻克之品如服汤剂势必过多过急，引起不良反应。为了能让患者久服，取缓缓而攻之效，先父常将汤剂改为丸剂或散剂。如用麻黄加术汤治疗邪衰正不足的行痹、用桂枝芍药知母汤治疗关节痛时将汤剂改为散剂，为的就是缓缓收功。

　　先父常强调用攻伐剂，辨证必须准确，还要精心化裁，而且要中病即止，不可多用。不仅如此，如十枣汤，为了缓和该剂的不良反应，他还将煎法、服法都做了改进。所以，用如此峻烈的逐水剂也从未发生过医疗事故。他虽大胆使用攻伐剂，但用时都非常细心，决不妄投。

　　在方剂的加减化裁上，先父比较灵活。如在小柴胡汤中加入当归、川芎，使和解剂变为理血剂，用于治疗心系疾病、腰腿痛及头痛等。再如在猪苓汤中加入黄柏、知母，使该方增加了清下焦之火和养阴的作用，疗效优于原方。在用桃核承气汤治疗肩痛、酒渣鼻、瘾疹时，为了加强活血化瘀的作用，在原方中加入当归、川芎、牡丹皮。又如用麻黄细辛附子汤治疗阳虚感冒时，去攻表发汗之麻黄，加补中益气之白术、炙甘草，使温阳散寒之剂兼有了补虚的作用。有时通过加减改变原方的性质后使其发挥作用。如在用桂枝汤加黄连治疗表证痢疾时，他这样写道："用桂枝汤治疗表证痢应十分注意药量的配合，方中白芍、甘草（以生甘草易炙甘草）的用量须超过桂枝量的一倍，这样就改变了桂枝汤的性质，方可奏效。"再如在真武汤中加大白芍用量，或再加少量黄芩来缓和附子的燥热之性，使该方能用于治疗脉盛气壮、手足温暖的慢性肾炎蛋白尿。

在所有的经方中，先父最常用桂枝汤，对此方情有独钟。这是因为桂枝汤外可以发散风寒、调和营卫，内可以温通中阳、下气降逆。通过扶正祛邪，使人体各器官功能恢复正常。临床上不论外感还是杂病，只要符合营卫不和或脾胃不和的病机，使用本方皆有良效。而桂枝汤的化裁，又极其灵活，如能适当加减配伍，并灵活调整桂枝与白芍用量的比例，其临床应用范围是非常广泛的。

先父在用药方面最善用桂枝，不论是祛瘀剂，还是利水剂、散寒剂，他都经常在方中加桂枝。他曾说，人称张景岳为"张熟地"，而我应为"赵桂枝"。

先父处方遣药有明确的针对性，所以他的处方总是很精练，一个处方常只有数味药。这在药剂师中间也是出了名的，太原、汾阳一带年长一些的药剂师常一看患者拿来的药方，就能认出来是先父开的。

先父所开的处方不但药味少，而且多是普通药，所以价格也很低廉。在二十世纪五六十年代，有时只花两三角钱的药费就能把重病治好。他用的药物中有的干脆是就地取材，不费分文的。如《经方发挥》日文版序及再版序中都提到的黄土汤中的黄土，即伏龙肝，当时在山西的很多地方家家户户都有。山西家用煤灶的内壁需要涂抹一层很厚的黄泥，此泥火烧日久即为伏龙肝。方中须用伏龙肝时，他就嘱患者回家从煤灶中敲几块黄泥下来，称好分量，捣碎，然后浸泡成水使用。现在山西家庭大都用上煤气、天然气炉灶了，可惜伏龙肝这样的好药也不像以往那样随处可取了。

一方面，先父经常说方剂与病证很少有能直接"对号入座"的，必须灵活加减才能使药病相合。另一方面，他又强调经方组方严谨，不可随意改动，加减化裁必须遵循仲景法度。曾有专家评论先父说："他是从实践中走出来的经方家。"他的一生确实都在实践经方。《经方发挥》可以说是他研究与实践经方的结晶。

《经方发挥》初版于1982年由山西人民出版社出版，曾先后3次印刷。于2009年由人民卫生出版社再版。日文版于1996年由绿书房出版社在日本出版发行。日本称中医学为"汉方医学"，日本人也非常重视研究与运用经方。《经方发挥》出版后有书评称本书为"汉方家座右之书"。

先父于1925年生于山西汾阳。他早年自学中医,曾师从名医李如春先生。20世纪80年代初,曾有一段时间他被延聘到山西省中医学校,在山西医学院设在该校的中医大学班讲授《内经》《伤寒论》等,之后一直在山西汾阳医院、山西省中医学校附属医院等地长期从事临床工作。

先父好学、会学,刻苦勤奋。他特别能集中精力。在初学医时,生活中数年不知娱乐,将时间、精力全部用到了学医上,真正到了废寝忘食的境地。他阅读了大量有关经方的专著、论文。在医学书籍中,收集的有关经方的文献最为齐全,除一般书籍、杂志外,还有不少线装古籍。在学习经方方面,他特别重视读原著,《伤寒论》《金匮要略》曾反复阅读,他强调这两本著作要系统学。就学习与研究他有明确的目的,那就是为了在实践中的应用,他对经方从不寻章摘句做学究式的研究。

先父诊病细致认真,四诊合参,尤其重视腹诊,也经常参考经络、穴位的压痛。每次诊断完后都要给患者详细讲解病情和治法,为了让患者易于理解,他有时还边讲边在纸上写出来或画出图来。开好处方后,还要把各注意事项都对患者告知的清清楚楚。由于先父用经方治病效果显著,所以深受患者赞誉,远近来求医者络绎不绝。

自古有言，不为良相，便为良医，良相、良医都是救民疾苦的。先父一向同情穷苦人，二十世纪五六十年代，有一些穷人看病买不起药，每当这时候，如果家中正好有能用上的药，他就会拿出来送给患者，也常周济给患者买药的钱。至于在其他方面帮助有困难的患者更是司空见惯的事。

先父教学有两个特点：一是不空谈道理，总是把理论与临床实践结合起来讲；二是只教学生诊治疾病的方法，从不教秘方，因为他治病是不用秘方的。

他的著书朴实无华，实事求是。《经方发挥》中所选的典型病例都是从多年的原始临证笔记中摘录出来的，均保持了原貌，毫无修饰。对其中许多经验不丰富的病例，他也特别注明。

先父一生淡泊名利，曾自拟对联——有医有文既乐矣，无鱼无车亦坦然。他酷爱书法，经常挥毫泼墨，长于写隶书。另外好读文、史、哲类书籍，也作诗填词。

父亲于2000年去世，此次由中国中医药出版社再版《经方发挥》，既为纪念先父，也希望对同道有所裨益。

著者之子　赵树胆